患者さんと家族のための
乳房再建ガイドブック

日本形成外科学会 編

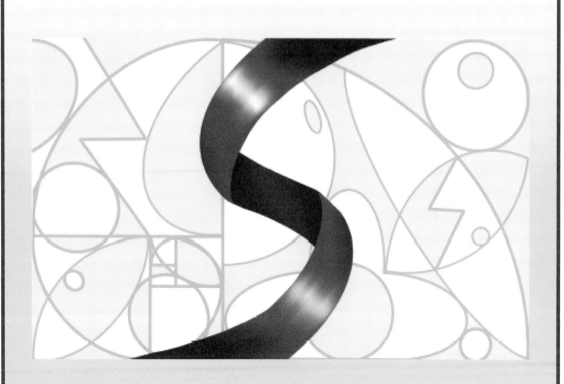

医歯薬出版株式会社

表紙デザインのコンセプト

表紙デザインは、美しさのバランスを示す黄金比や黄金螺旋をベースに、乳房再建で用いる皮弁や人工物を示す幾何学模様を多数配置し、再建の選択肢が豊富であることを示しています。中央には、乳房の曲線美を想起する流れでピンクリボンを配置、同時に、患者さんが数多くの選択肢から自分に合う方法を選び取れる道筋も、イメージしました。

(川上沙織)

This book is originally published in Japanese
under the title of :

Kanjasan-To Kazoku-No Tameno Nyuubou Saiken Gaidobukku

(Breast reconstruction guidebook for patients and their families)

Editors :
　Japan Society of Plastic and Reconstructive Surgery（JSPRS）

© 2024 1st ed.

ISHIYAKU PUBLISHERS, INC.
　7-10, Honkomagome 1 chome, Bunkyo-ku,
　Tokyo 113-8612, Japan

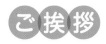

ご挨拶

　このたび本書『患者さんと家族のための乳房再建ガイドブック』をお届けすることができ、大変光栄に思います。

　乳房再建は、乳がん治療の重要な一環であり、多くの方々にとって新たな始まりを意味します。本書は、乳房再建を考える皆様への道標となることを目指し、最新の医学知識と豊富な臨床経験をもとに編集されました。

　本書のなかでは、乳房再建の各手法について詳細に解説しています。また、治療選択に当たってのご家族の方を含めた心の持ちようにも触れています。患者さん一人ひとりの状況に合わせた選択ができるよう、情報をわかりやすくご提供することを心掛けております。

　本ガイドブックが、皆様の乳房再建をお考えになる際の伴侶となり、ご家族や支援者の方々にとっても、理解と共感の手引きとなれば幸いです。

　最後に、本書の編集に尽力してくださった編集委員の皆様、そして本書の完成に向けてご協力いただいたすべての関係者に深く感謝申し上げます。

　皆様の健やかな未来への一歩を、心より応援しております。

2024 年 7 月

一般社団法人　日本形成外科学会　理事長

貴志 和生

はじめに

　日本形成外科学会は、2015年から形成外科診療ガイドラインを作成して参りました。その中の23部門の一つに「乳房再建」があります。一方、『乳癌診療ガイドライン』は、2011年に初版が発刊されると、翌年には『患者さんのための乳がん診療ガイドライン』が発刊され、現在第5版目（2023年版）が公開されています。数年前から形成外科でも、患者さん向けの診療ガイドブックを作成しようとの機運が上がって参りました。その中で特に患者さんに直接多くのメッセージを届ける必要があると認識されている「乳房再建」と「リンパ浮腫」が選ばれ、本書が生まれました。

　唐突ですが、千葉敦子さんのことをご存じでしょうか？彼女の強い生きざまに感動したことを今でもよく覚えています。彼女は30数年前に『乳ガンなんかに敗けられない』を執筆され、情報の乏しいなかで最後まで再発した乳がんと戦われました。しかし、今はまったく状況が異なります。多くの情報がネットやSNSにあふれています。それらの情報は、一方的な意見や間違って理解された事例も少なくありません。本ガイドブックは、患者さんからの素朴な疑問に対して、乳房再建を専門とする日本の形成外科医が中心となり、科学的な証拠に基づいて作成されています。さらに科学的な証拠だけでなく、生活面や社会面に関して精神的に寄り添ってコラムが追加されています。是非、ご一読いただければ幸いです。

　本書の執筆とイラスト作成に真摯に取り組んでいただいたガイドブックの班長・班員の皆様、評価委員の先生方、また外部よりご協力いただいた患者会代表者、乳腺外科医、放射線科医、ブレストケアナース、そして最後までタクトを振り続けていただいた佐武利彦先生に心から深謝申し上げます。さらに出版のイロハからお教えいただいた医歯薬出版株式会社の方々に感謝致します。

　最後に、本ガイドラインが「乳房再建」という希望の扉を開く一助となることを心より願っております。

2024年7月

日本形成外科学会 ガイドライン委員会 委員長

鳥山 和宏

本ガイドブック発刊に際して

　本書『患者さんとご家族のための乳房再建ガイドブック（初版）』を、新たに皆様にお届けできることを、とてもうれしく思います。本書は2年以上の歳月をかけて完成しました。作成委員会として班長・班員46名、作成協力者として患者会2名、ブレストケアナース2名、乳腺外科医1名、放射線科医1名と総勢50名を超える多くの方々に参加していただきました。本書は評価委員、日本形成外科学会関係者による校閲後に、さらに日本乳癌学会、日本医学放射線学会、日本放射線腫瘍学会、日本乳がん看護研究会にも評価いただきました。ご協力いただきました皆様すべてに感謝いたします。

　乳房再建を専門とする形成外科医が中心となり、「乳房再建を考える乳がん患者さんのために役立つガイドブック」を新たに作成したいとの思いを長年温めておりました。診療ガイドライン委員長・鳥山和宏先生、前委員長・橋本一郎先生、担当理事・武田　啓先生からの強い後押しがあり、『乳房再建診療ガイドライン2021年版』を作成したメンバーが中心となり、2020年4月に本プロジェクトがスタートしました。

　本書は、まず外来診療や患者会などで「患者さんからいただいたご質問300」を分類整理し、PQ（Patient Question）とそれに対する回答A（Answer）を載せ、わかりやすく解説しました。また、「Shared Decision Making（SDM）」、「乳房インプラント関連未分化大細胞リンパ腫（BIA-ALCL）」、「セクシュアリティ」などトピックス的な内容についてはコラムで詳しく取り上げました。一方で、乳房再建についてはじめて知る、学びたい患者さんやご家族のために、各章の冒頭に基礎事項をわかりやすくまとめたアウトラインを記載しました。さらに専門的な内容について知りたい患者さん向けに『乳房再建診療ガイドライン2021年版（日本形成外科学会編）』も参照できるようにしました。是非とも乳房再建を受ける際のガイドとして本書をご活用いただければ幸いです。

　乳がん患者さんが乳房再建により本来のご自身を取り戻され、心身ともに健やかな日常を過ごせるようにと願っています。患者さん、ご家族が元気でいてくださることが私たちの喜びでもあります。

　最後に、終始にわたり本ガイドブック作成に多大なご助力をいただきました医歯薬出版の稲尾史朗さん、加藤申命さんに心より感謝申し上げます。

2024年7月

日本形成外科学会 診療ガイドライン委員会
乳房再建ガイドブック統括委員長

佐武 利彦

『患者さんと家族のための乳房再建ガイドブック初版』作成委員一覧

編 集

日本形成外科学会

後 援

日本乳癌学会、日本医学放射線学会、日本放射線腫瘍学会、日本がんサポーティブケア学会、
日本乳がん看護研究会

日本形成外科学会

理事長	貴志　和生	慶応義塾大学病院 形成外科

日本形成外科学会 診療ガイドライン委員会

担当理事	武田　　啓	北里大学病院 形成外科・美容外科
委員長	鳥山　和宏	名古屋市立大学病院 形成外科
アドバイザー	橋本　一郎	徳島大学病院 形成外科・美容外科

乳房再建ガイドブック作成委員会　作成委員一覧

統括委員長

佐武　利彦	富山大学附属病院 形成再建外科・美容外科

班長

奥村　誠子	愛知県がんセンター 形成外科
川上　沙織	自治医科大学附属さいたま医療センター 形成外科 / 防衛医科大学校病院 形成外科
小宮　貴子	東京医科大学病院 形成外科
雑賀　美帆	岡山大学病院 形成外科
庄司　未樹	東北大学病院 形成外科
素輪　善弘	自治医科大学附属病院 形成外科
棚倉　健太	三井記念病院 形成外科・再建外科
寺尾　保信	都立駒込病院 形成再建外科
冨田　興一	近畿大学病院 形成外科
武藤　真由	Lala ブレスト・リコンストラクション・クリニック横浜 形成外科
矢野　智之	がん研有明病院 形成外科

班員

泉本真美子	愛媛大学医学部附属病院 形成外科
大槻　祐喜	大阪医科薬科大学病院 形成外科
沖野　尚秀	昭和大学藤が丘病院 形成外科
小野寺　文	岩手医科大学附属病院 形成外科
加藤小百合	東京医科歯科大学病院 形成・美容外科
葛城　遼平	富山大学附属病院 形成再建外科・美容外科
神戸　未来	名古屋大学医学部附属病院 形成外科
北口　陽平	岡山大学病院 形成外科
桐田　美帆	上尾中央総合病院 形成外科
窪田　吉孝	千葉大学病院 形成・美容外科

倉田まりな　　防衛医科大学校病院 形成外科
倉元有木子　　三井記念病院 形成外科・再建外科
黒田　友集　　富山県立中央病院 形成外科
桑原　　郁　　松江赤十字病院 形成外科
稲福　直樹　　京都府立医科大学附属病院 形成外科
佐藤　秀吉　　大垣市民病院 形成外科
佐々木彩乃　　広島大学病院 形成外科
塩川　一郎　　山梨大学医学部附属病院 形成外科
辰田　紗世　　昭和大学江東豊洲病院 形成外科
田港見布江　　大阪大学医学部附属病院 形成外科
出口　綾香　　大阪公立大学医学部附属病院 形成外科
冨田　祥一　　都立駒込病院 形成再建外科
角田　祐衣　　横浜市立大学附属市民総合医療センター 形成外科
堂後　京子　　帝京大学医学部附属病院 形成外科
中尾　淳一　　静岡がんセンター 再建・形成外科
名倉　直美　　聖路加国際病院 形成外科
野守美千子　　大阪大学医学部附属病院 形成外科
蜂巣　雄介　　防衛医科大学校病院 形成外科
東　　晃史　　長崎大学病院 形成外科
細谷　優子　　細谷病院 形成外科
前田　　拓　　北海道大学病院 形成外科
松永　宜子　　都立駒込病院 形成再建外科
丸山　陽子　　愛知県がんセンター 形成外科
矢野亜希子　　山形大学医学部附属病院 形成外科
山本　雅之　　おおにし病院 形成外科

作成協力者

真水　美佳　　NPO 法人 エンパワリング ブレストキャンサー / E-BeC
山崎多賀子　　NPO 法人 キャンサーリボンズ
阿部　恭子　　東京医療保健大学 千葉看護学部
倉田　典子　　富山大学附属病院 看護部
淡河恵津世　　久留米大学病院 放射線腫瘍センター
藤本　浩司　　千葉大学医学部附属病院 乳腺外科
関堂　　充　　筑波大学附属病院 形成外科

評価委員

森　　弘樹　　東京医科歯科大学病院 形成・美容外科
秋田　定伯　　たまき青空病院 形成外科
淺野　祐子　　亀田総合病院 乳腺科
酒井　成身　　新宿美容外科・歯科
中島　一毅　　川崎医科大学 総合医療センター 外科
牧口　貴哉　　群馬大学医学部附属病院 形成外科
松井　瑞子　　聖路加国際病院 形成外科

本書の活用法

アウトライン：患者さんに知っていただきたい基礎的な内容を、わかりやすく整理して記載しました。まずこちらを読んで乳房再建を理解していただくことが最初のステップになります。

PQ（Patient Question）：ペイシェント・クエスチョン。実際に患者さんからいただいた質問の中から、乳房再建を正しく理解していただくために特に重要なものを選択しました。質問に対する回答と詳しい解説を付けました。キーワードは太字で記載しています。関連するPQ番号も記載しましたので、是非とも参考にしてください。

コラム：PQとは直接関連はありませんが、乳房再建における最近のトピックス、詳しく知っていただきたい内容について取り上げました。コラムの内容は掲載された章の内容と関連しています。

巻末Q&A：患者さんからいただいた質問の中からPQで取り上げたもの以外で、次に大切なものを簡潔にまとめました。

　注）CQ（Clinical Question）：クリニカル・クエスチョン。医療者向けの診療ガイドラインです。PQに関連したCQと回答、解説文を読むことができます。PQ内に記したQRコードから、スマートフォンなどで日本形成外科学会ホームページ内の乳房再建診療ガイドラインの内容を閲覧することができます。より深く学びたい方向けの内容となっています。

乳房再建への理解を深めるために

●ステップ1
乳がんと告知され、これから乳がん治療と乳房再建を考える患者さん
「1章　乳房再建とは（アウトライン）」、「2章　乳がん治療と乳房再建」をお読みください。

●ステップ2
乳房再建の全体像をとらえたい患者さん
「1章　乳房再建とは（アウトライン）」、「2章　乳がん治療と乳房再建」に加えて、3章から6章までの各アウトライン、コラムをお読みください。

●ステップ3
乳房再建を受けたい患者さんが実際に医師に質問した内容を知りたい患者さん
2章から6章までの各PQをお読みください。

●ステップ4
乳房再建をさらに詳しく知りたい患者さん
CQ（PQ内のQRコードから閲覧できます）、巻末Q&Aをご覧ください。

いま患者さんご本人が本書のどちらを読めばよいのかすぐわかるようにページ端に以下の
ツメ■　■■■を付けましたので、この色で読みたい内容をさがす一助にして下さい。

乳がんと診断されて、
　　再建のことで戸惑っているあなたへ

（1・2章のすべて、PQ19・20・21・22）

乳房インプラント？自家組織？脂肪注入？
　　再建法が選べないあなたへ

（PQ2・3・4・5・8・9・10・11・13・14、3章アウトライン、
PQ28、4章アウトライン、PQ40）

とりあえず再建手術は終わったけど、退院後から
　　しばらくの間で注意することは？

（13ページ、PQ9・10・17・26・27・38・40）

乳房はできたけど、気になることがいっぱい。
　　このキズあと、へこみ、私の乳頭はどうなるの？

（11・12ページ、PQ11・29・30・41・42、5・6章のすべて）

再建はひととおり完了。術後の検診や長い目で
　　気をつけていくことは？

（13ページ、PQ10・11・12・13、42・43ページ、
PQ26・28・30・33・39・42・43・44）

ツメ➡

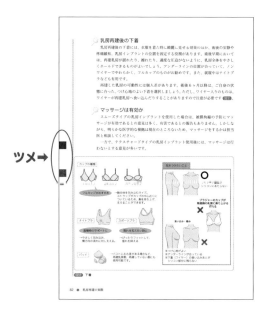

目　次

4章 自家組織再建 83

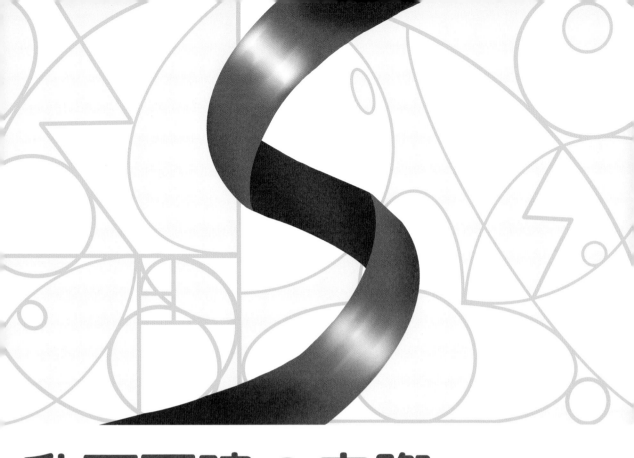

乳房再建の実際　PQ&A

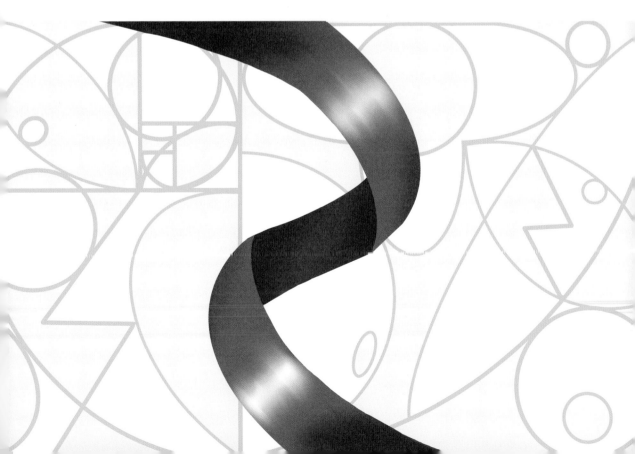

1章

乳房再建とは

解説　🔍 乳房再建とは

(1) はじめに

　乳がん手術はがん細胞の取り残しによる再発がないように十分な範囲で乳房を切除する外科的治療法です。しかし、それによって乳房の欠損や変形が生じてしまうのが大きな問題となります。またキズあとが残るとともに、左右の見た目の身体バランスを失う、パッドを使うのがわずらわしいなど、日常生活の中で不便さや不自由さを感じる患者さんも少なくありません。そこで、できるだけ元の乳房形態あるいは性状に復元し、健康感や生活の質を回復させる手術を「乳房再建」といいます。また、乳がんだけでなく遺伝性乳がん卵巣がん（Hereditary Breast and Ovarian Cancer：HBOC）に該当する患者さんがリスク低減手術を選択した場合も再建を行うことができます。「乳房再建」が乳がん治療の妨げになるという科学的な証拠はありませんので安心して受けていただけます。

　実際に「乳房再建」を行うことで、多くの患者さんが新しい乳房とともに、明るく前向きな人生を送っておられます。これから乳がんの治療を受ける患者さんにとって、乳がんの手術を受けて乳房を失ったとしても、乳房の形と大きさを取り戻す選択肢があるという希望を持つことは、つらい治療に立ち向かう勇気にもつながるかもしれません。これまでの学術的研究においても、その多くは乳房再建後の患者満足度が高いことが報告されています。

　乳房再建の仕上がりや安全性は、乳がんの進行度や位置だけでなく患者さん個々の状態が大きく影響するので、再建の希望を担当医に伝えることが大切です。そして、自分の生活や価値観に合う選択をするためには、患者さん自身が乳房再建についてよく知り、再建の担当医とよく話し合うことが必要です。

(2) 再建術の選択肢

①乳房再建の方法は、シリコン製の人工乳房「乳房インプラント」を用いる方法と、患者さん自身のおなかや背中の組織を移植する「自家組織再建」に大別されます 表1 。

②乳房再建を行うタイミングは、乳がんの手術と同時に行う「一次再建」と乳がん手術後に、乳がん治療が落ち着くまで一定の期間をおいて行う「二次再建」があります 表2 。

③乳房のふくらみの再建が1回の手術で完了する方法を「一期再建」といいます。一方、皮膚や大胸筋下のスペースを膨らませるために一時的に「ティッシュ・エキスパンダー（組織拡張器）」（以下エキスパンダー）を挿入して、後で乳房

表1 乳房インプラントによる再建と自家組織による再建の特徴比較

	乳房インプラントによる再建	自家組織再建
長所	✓ 乳房以外に新たな手術創が生じない ✓ 手術による侵襲・負担が少ない ✓ 施設によっては入院期間が短い	✓ やわらかく温かみがある ✓ 体位や加齢による形態変化が自然である ✓ 手術回数が少なくてすむ場合がある
短所	✓ 感染・露出などのリスクがある ✓ 多くの場合、二期再建となる ✓ 自家組織に比べると硬い ✓ 大胸筋下に挿入する違和感がある ✓ インプラントの検診のため通院が必要	✓ 皮弁壊死など血流障害をきたす可能性がある ✓ 組織採取部に瘢痕ができる ✓ 手術の侵襲が大きい ✓ 仕事の復帰に時間がかかる（＊医療施設毎に異なる）

表2 再建のタイミングによる長所と短所

	乳がん手術と同時に再建 【一次再建】	乳がん治療の後で再建 【二次再建】
1回で完了する	一次一期再建	二次一期再建
2回に分ける	一次二期再建	二次二期再建
長所	✓ 乳房の喪失感が軽減される ✓ 経済的・身体的負担が少ない ✓ 整容性に優れる場合が多い	✓ 再建方法について考える時間がある ✓ がんの手術とは別施設で再建できる ✓ がんの治療が落ち着いてから再建に専念できる
短所	✓ 再建方法について考える時間が少ない ✓ 合併症によりがんの治療が遅れてしまう可能性がある	✓ 手術の回数が増える ✓ 費用が高くなる場合がある

インプラントや自家組織に入れ替える方法を「二期再建（あるいは2回法）」といいます 表2 。

④乳房再建は乳房全切除術に対して行われる場合が一般的ですが、部分切除術後の変形に対する再建も可能です。その場合乳房インプラントによる再建はできません（☞PQ7, コラム「根治性と整容性の両立を目指すOPBS」参照）。

⑤簡易フローチャート 図1 図2

　乳がんの診断を受けて、乳房再建が可能であると判断された場合、「乳房再建を受けるかどうか」→「乳がんの手術と同時に乳房再建の手術を受けるか」→「どのような乳房再建を行うか」の流れで方針を決定していきます。

　この簡易フローチャートは一般的な意思決定の順序を示したものです。ご自身の状況とは異なる部分があるかもしれませんが、ご参考にしてください。

(3) 乳房再建を納得して決めるために

　乳房再建についての良い意思決定は良い結果、例えば高い満足度、あるいは後悔や葛藤の軽減につながるといわれています。

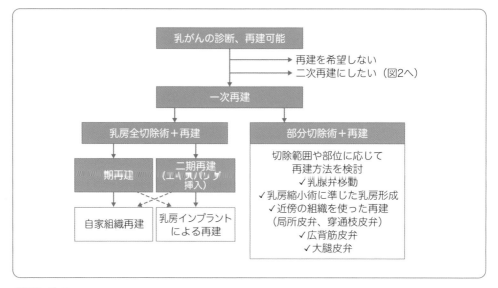

図1 簡易フローチャート

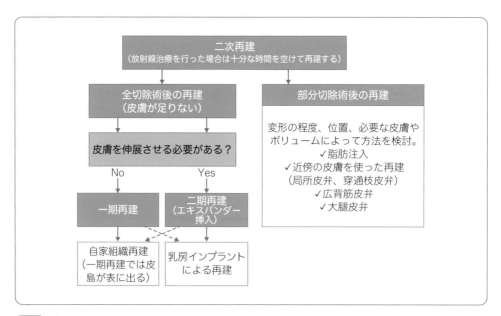

図2 簡易フローチャート

①乳房再建を行わない選択肢

　乳がん術後に乳房再建を行うことで、乳房の形態や下着の装着、身体のバランスなどの面で回復できる可能性がありますが、再建を行わないという選択肢を決断することで健康状態を損なうわけではありません。乳房再建を行うことによる身体的・心理的・経済的負担も合わせて考えてみてください。

②手術のことについて考える時間がどのくらいあるかを知る

　乳がんと診断されてから手術を実施するまでには、1ヶ月から3ヶ月程度の時

間がかかる場合があります（医療施設により異なります）。再建法を決めるまでにどのくらいの時間があるのか医師に相談してみましょう。そうすることで少しでも気持ちが落ち着いた状態で情報を得たり考えたりする時間が確保できるでしょう。

③決断した再建法が自分に適している理由を知る

医師が具体的に再建法を提案するには理由があるはずです。なぜそうする必要があるかを聞くことができます。また乳房再建は乳がんの手術とは別の日に後から行うこともできます。

④再建を受ける病院の特徴を知る（☞PQ14参照）

自分自身が治療を受ける病院でどのような再建が可能か、そしてどのような提案があるのかをあらかじめ確認しておくことも大切です。乳房再建はどこの医療施設でも行っているわけではありません。その方法にも施設によって特徴があります。必要に応じて、乳腺外科医や乳がん治療専門かかりつけ医に相談してみましょう。

⑤周囲のサポートを得る

乳腺外科の担当医、形成外科の担当医、看護師などの医療スタッフからの情報を、家族や友人と共有して相談してみるのもよいでしょう。話をすることで、自分自身の考えがまとまりやすくなります。また、乳房再建の体験者がピアサポーターとして活動している施設では、実際に手術を受けた患者さんの経験談を聞くことができます。「自分らしい乳房再建を決めるガイド」（https://www.healthliteracy.jp/decisionaid/decision/post-7.html）を活用することもお勧めします。

乳房インプラントを用いた乳房再建

（1）特徴

2013年より乳房インプラントを用いた乳房再建も保険適用が認められました。

乳房インプラントによる乳房再建は、自家組織再建と比較して患者さんの体に負担の少ないという大きな利点があります。第一に新たに身体をキズつけることなく再建することができます。また大きな乳房についてもサイズの選択肢が多く問題になることが少ない点が挙げられます。乳房インプラントは固着性（コヒーシブ）シリコンバッグです。破れても中身が外に撒布されないように工夫されています 図3 。

欠点は術後に乳房インプラントが感染、露出する恐れがあること、人工乳房の周囲には線維組織でできた被膜が形成されますが、この被膜が硬く収縮することで形態変化や違和感を伴うことがあることです（☞PQ17参照）。これらは特に放射線治療を行った症例に生じやすい傾向があります。乳房インプラントは大胸筋下へ挿入するため、痛みや違和感を伴うことがあります。健側の乳房が大きい方や下垂気味の乳房の場合にはその適応に慎重な検討を要することがあります(☞PQ4参照)。

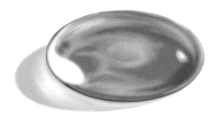

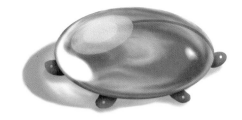

図3 固着性（コヒーシブ）シリコンバッグ　　**図4** エキスパンダー

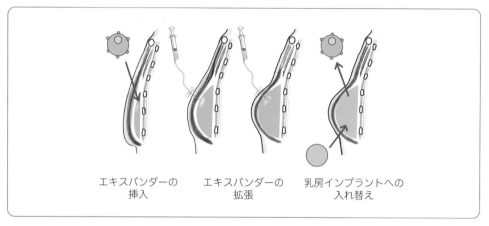

エキスパンダーの　　エキスパンダーの　　乳房インプラントへの
　　挿入　　　　　　　　拡張　　　　　　　　入れ替え

図5 二期再建

（2）具体的な方法

①エキスパンダーを用いる二期再建

乳房インプラントは大胸筋の下に挿入するため、1回目の手術ではエキスパンダー **図4** を大胸筋の下に挿入して、胸の皮膚と筋肉を伸ばし、一定の期間を空けて乳房インプラントに入れ替えるのが一般的な方法です（二期再建）**図5**。

入れ替え手術の際に患者さんの希望や状況に応じて自家組織再建を選択することも可能です。

②乳房インプラントによる一次一期再建（ダイレクト乳房インプラント）

皮膚と乳頭など乳腺以外の組織が血流の良好な状態で温存された場合に限って、エキスパンダーを使用せず、直接乳房インプラントを挿入して再建する方法を選択することもできます **図6**。

乳がん手術と同時に一回の手術で再建できることが大きな利点になりますが、乳房インプラントの選択が難しい点や、位置のずれなどが問題になります。

自家組織再建

（1）特徴

ご自身の皮膚や脂肪を用いて、乳がん切除後の欠損部に移植し再建する方法です。

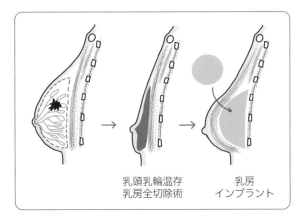

乳頭乳輪温存
乳房全切除術

乳房
インプラント

図6 一次一期乳房再建（Direct to Implant; DTI）

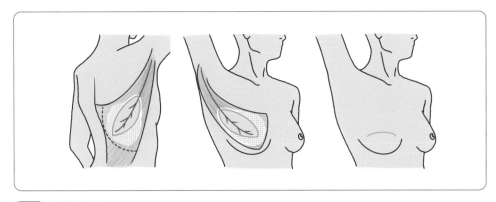

図7 広背筋皮弁

移植する組織のことを「**皮弁**」といいます。

　利点は、自分の組織という安心感が得られることと、自然なやわらかさ・温かさを取り戻すことができることなどがあります。

欠点は、長時間の手術になること、回復に時間がかかること、組織を採取したところにキズあとができてしまうことなどが挙げられます。

(2) 具体的な方法

　医療施設によって異なりますが、以下の3つの方法が多く用いられています。

①背部（背中）から組織を採取する方法（広背筋皮弁）

　わきの血管を支点とし背部の脂肪組織と筋肉（広背筋）を振り子のように胸部に移動させる再建法です。自身の組織を採る部位（ドナーサイト）の負担が少ないのが利点です。再建できる乳房のボリュームに限界があること、術後背部に体液が貯留しやすいことなどが欠点です **図7**。（☞PQ36 参照）

　比較的小さな乳房の欠損に使用されることが多い傾向があります。

②腹部（おなか）から組織を採取する方法（腹部皮弁）

　腹部（おもにへその下）の脂肪・皮膚あるいは筋肉とこれらを栄養する血管を付けて乳房欠損部に移植し、胸部の血管と吻合して再建する方法です。最近は

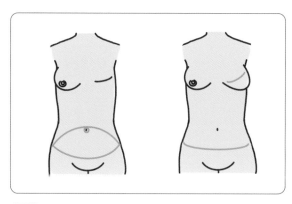

図8 腹部皮弁

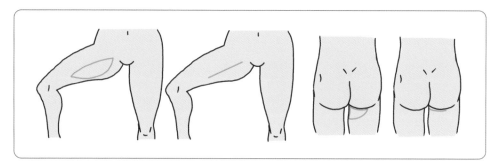

図9 大腿皮弁

腹直筋を温存する穿通枝皮弁（DIEP flap）を行う施設が増えています。まれ
ですが、血管吻合に伴う血流障害や皮弁壊死のリスクが伴うことがあります
図8。（☞ PQ31 参照）

③大腿（太もも）から組織を採取する方法（大腿皮弁）

　大腿内側の脂肪（および皮膚）を栄養する血管を切り離して胸部に移動し、血
管吻合を行い胸部に移植する方法です。腹部皮弁に比べてドナーサイトのキズ
が目立ちにくいという利点があります。しかし、採取できる組織量が少ないと
いう欠点があり、比較的小さい乳房欠損に対する再建に適しています **図9**。
（☞ PQ37 参照）

（3）組織を採取したキズ

　組織を採取したキズは下着に隠れる位置にするなど、できるだけ目立たないよう
に工夫できます。どのようなキズになるかは術前に再建をする医師に尋ねてみま
しょう **図10**。（☞ PQ32 参照）

　また、術後のキズが目立ってしまう場合にも、これを修正する治療があります（☞
PQ41, コラム「術後のキズあとケア」参照）。

乳房のバランスを整える手術

　乳房インプラントや自家組織再建に関わらず、乳房の形態を改善させ、左右のバ

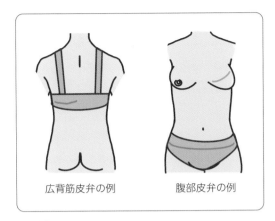

広背筋皮弁の例　　　　　腹部皮弁の例

図10 皮弁採取後のキズあと

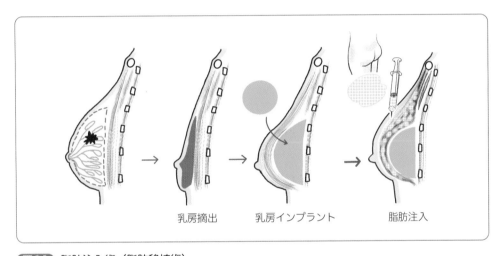

乳房摘出　　　　乳房インプラント　　　　脂肪注入

図11 脂肪注入術（脂肪移植術）

ランスを整える目的で追加手術を行うことがあります。また、乳輪乳頭を切除された方は後から再建することが可能です。

（1）脂肪注入術（脂肪移植術）

・脂肪注入は小さな皮膚切開から吸引で得た脂肪組織を、細いカニューレ（鋼製の管）を用いる注入術で遊離移植を行う身体への負担が少ない技術です **図11**。

・通常の乳房再建手術で乳房体積を十分再建できない時に乳房の体積を増大させたり胸の大きさを健側と揃えたり、乳房のへこみやひずみを修正する目的で行います。

・治療に必要な量の皮下脂肪があり、安全・確実に吸引で採れることが脂肪注入の前提となります。

・適応については以下があります。（＊乳がんの治療あるいは経過観察を行っている医師に事前相談することが望まれます。）

　①乳房インプラントによる乳房再建後の部分修正

　②広背筋皮弁や腹部皮弁などの自家組織皮弁における移植組織量の追加

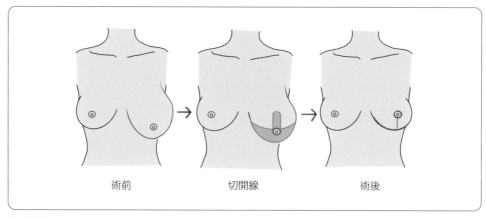

術前　　　　　　　　　切開線　　　　　　　　　術後

図12 乳房縮小・固定術

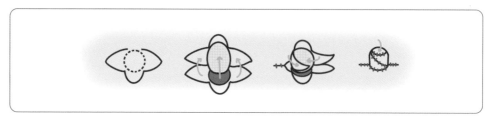

図13 乳房の皮膚を用いて乳頭をつくる方法（局所皮弁）

③乳房部分切除術後の部分欠損や変形の修正

④健側乳房の増大術

・現在のところ、すべて自費診療になります。

（2）乳房縮小・固定術

・健側の乳房が下垂している、乳房の形を整えたい、垂れた部分の擦れや、湿疹などの皮膚トラブルが気になる、大きな乳房が原因の肩こりや猫背が気になるような方が適応になります。

・乳房下部の皮膚・脂肪・乳腺の一部を切除して乳房を小さくし、同時に乳輪・乳頭の位置を上方に移動させる手術です **図12**。

・乳腺組織の一部を切除するため、術後に授乳ができなくなる可能性があります。妊娠・出産をしようと考えている方は慎重なご検討が必要です。

（3）乳輪・乳頭再建

　ご自身の乳輪・乳頭を温存することができなかった場合でも、後から再建することができます。

　乳頭の再建には、乳房の皮膚を用いて高さをつくる方法（局所皮弁 **図13**）と、健側の乳頭を分割して移植する方法 **図14** があります。

　乳輪・乳頭の色づけには、医療用タトゥーを施す、あるいは同じような色調と質感のある自分自身の皮膚を移植する方法があります。

　詳細は6章のアウトラインを参照してください。

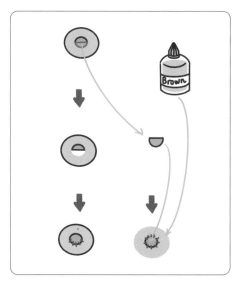

図14 健側の乳頭を分割して移植する方法

手術後のメンテナンス

(1) 術後の安静、セルフケア、メンテナンス

　乳房インプラントや移植した自家組織が正しい位置に収まるように、術後はしばらくの間患側の上肢の挙上や胸の筋肉をあまり動かさないよう注意する必要があります。腹部皮弁を行った場合は腹部の筋肉をできるだけ緊張させたり、動かしたりしないよう注意します。具体的には PQ9, 21, 27, 38 をご参照ください。

　手術後のキズあとも安静に保つと、目立ちにくくなる傾向（ケロイドや肥厚性瘢痕の予防）があることがわかっています。キズあとは指定の医療用サージカルテープを貼り、術後 3 ヶ月ほどはできるだけ動かさないようにするとよいでしょう。また清潔に保つことも重要です。

(2) 放射線治療を受ける場合

　放射線治療後は皮膚に障害が加わり時間差であらゆる皮膚トラブルが生じやすくなります。例えば、体毛が抜け、皮脂腺や汗線が萎縮し、皮膚の湿潤・バリア機能などが失われます。皮膚を清潔にし、保湿を続けることで、感染や皮膚炎などを予防することが勧められます（☞コラム「放射線治療後の皮膚について考える」参照）。

(3) 下着の選び方

　乳房再建手術後は、乳房を締めつけず、また 揺れから守るため、やわらかい伸縮素材でできた、胸を立体的に包み込む前開きタイプのブラジャーがお勧めです。そして、できるだけフィットしたものを選ぶようにしましょう。術後 1〜3 ヶ月以降は好きなブラジャーが使用できますが、アンダーラインの位置が合っているもの、カップ部分がずれないものを選びましょう。乳房再建後の下着について詳しく指導してくれる専門家に相談してみることもお勧めです（☞ PQ30, 42 参照）。

Shared Decision Making（SDM）とは

　近年、乳房再建手技は進化し、多様化しています。実際の臨床場面で乳房再建についての各治療選択肢のメリットとデメリットを、限られた時間で正しく、そして十分に理解することは決して簡単なことではないと思います。このような状況で医療者としての必要とされる役割とは何でしょうか？

　まず医療者は中立的な立場で正しい情報を提供し、意識的に意思決定にバイアスがかかりにくいよう努力することができます。ただ、これだけでは意思決定を外側から支援しているに過ぎないようにも見えます。患者さんは意思決定主体者としての権利は保護される一方で、場合によっては置き去りになってしまうことが起こり得ます。また患者さん自身で決められない場合や置き去りになったために路頭に迷うこともあります。このような場合、本来患者さんが望んでいなくとも、結果的に医療者（特に医師）のいいなりになってしまうケースも生じてしまうかもしれません。

　最近では病気に対する治療選択の意思決定として「Shared Decision Making（SDM）」という新しい意思決定スタイルが各医療分野で注目されています。SDMとは医療者が積極的に患者さんと関係性を持ち、患者さんの好みや置かれた事情を探りながら治療法の選択肢を検討していく意思決定の姿勢です。また同時に状況に応じてベストな治療法を選択するために、患者さんの個々の危険因子や臨床的特徴と、患者さんの好みや目標とのバランスをとりながら、これを確実に進めていきます。SDMは話の着地点を医療者主導型で導いていくというよりは、これまで蓄積された強固なエビデンスを参考にしながら、患者さんと医療者の間の協働的な話し合いの中で共によりよい選択肢を探していく作業といえます。数が多く複雑化した治療選択肢の前に立たされる時、SDMはその効果を発揮します。SDMという意思決定スタイルはまさにベストな乳房再建を選択するための大きなサポートになってくれるかもしれません。現在、日本でも、このような意思決定スタイルを行っている施設がありますので、探してみてもよいかもしれません。

2章

乳がん治療と乳房再建

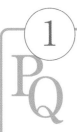

PQ 1 乳がんの進行状況によって再建法は異なりますか？

CQ9　CQ12

A 乳房再建は乳がんの治療を優先して計画する必要があります。進行状況によっては推奨される再建方法や再建時期が変わってくる可能性があります。例えば乳がん手術と同時に再建を行う一次再建の場合は明確な病期の基準がガイドライン上で定められています。進行具合と再建方法・時期について医師との十分な相談と確認が必要です。

解説

　乳がんが進行しているからといって再建ができないわけではありません。ただし、病状によって推奨される再建方法や再建時期が変わってくる可能性はあります。

　乳房再建は乳がん治療の中の一つです。治療の妨げにならない範囲で充分に整容性を高められる治療を乳腺や再建の担当医とよく相談しましょう。

術前診断のステージによって一次再建ができない場合

　がんの進行状況によっては、治療を優先するためや起こりうる合併症を避けるためなど、様々な理由によって一次再建ができないことがあります。例えば、乳がんの術前診断により乳房全切除術後に放射線治療の可能性が高い場合、照射時期の遅れやトラブルを避けるため再建方法や時期の再検討が必要になります。エキスパンダー挿入中はトラブルが起きやすいという報告があります。

　自家組織による一次再建の適応については乳腺の担当医の判断になりますが、人工物再建についてはインプラント適正使用のための明確な基準がガイドライン上、定められています（原則としてステージⅡ以下で皮膚浸潤、大胸筋浸潤や高度リンパ節転移を認めない症例／乳癌診療ガイドライン2023）。

　ご自身のがんのステージと再建方法について乳腺および再建の担当医と術前によく相談をしましょう。

　一次再建ができなかったとしても、がん治療が落ち着いた後に行う二次再建は可能です。

　二次再建の時期や適応は病状や術後療法（特に放射線治療）によって変わります。放射線治療後の再建時期については放射線治療後の皮膚の状態に関係するため、希望する術式と放射線治療の影響について再建の担当医とよく相談しましょう。

🔍 乳房周辺の組織の状態によって再建方法が制限される場合

　腫瘍が増大し皮膚を大きく切り取った場合や大胸筋を切除した場合は、乳房インプラントによる一次再建の適応外となります。また二次再建においても、十分な皮膚拡張が難しくトラブルが起きやすいことから人工的再建が困難になることがあります。このような場合は自家組織再建が選択肢となりますが、合併症のリスクが高く注意を要することがあるため、再建の担当医とよく相談をしましょう。

🔍 がんの場所や種類、広がり診断によって乳頭乳輪を温存できない場合

　乳頭乳輪を切除されたとしても後から再建することができます。乳がんの治療をきちんと行い、状態が落ち着いてから乳頭乳輪再建を検討しましょう。

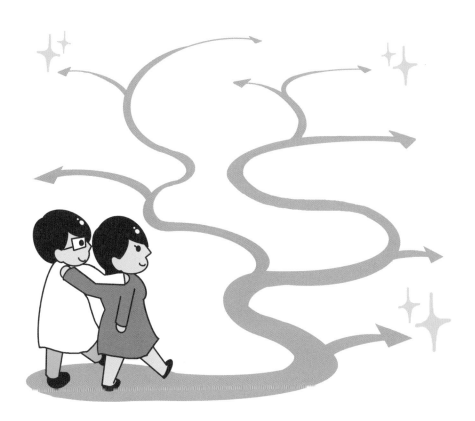

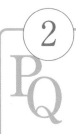

PQ ② 放射線治療は乳房再建にどのような影響がありますか？

CQ7　CQ8 ☞

A 放射線治療を行った場合でも乳房再建は可能です。しかし、放射線治療が乳房再建に与える影響について医師から十分に説明を受けた上で再建時期や方法を決定することが重要です。

解説

 ## 放射線治療が皮膚に与える影響

　放射線照射された皮膚はダメージを受け、血流が悪化することによりキズが治りにくくなったり、皮膚が伸びにくくなったりします。汗腺や皮脂腺も働きが衰えるため、汗が減って皮膚が熱を帯びたり、皮脂の分泌が減って皮膚が乾燥したり、かゆくなることがあります。また、個人差はありますが照射後は皮膚の黒ずみなど見た目に影響することがあります。

放射線治療が乳房再建に与える影響

　放射線治療とインプラント再建を併用した場合には合併症がやや増加したり、乳房の整容性が低下してしまう場合があります。手術直後に起こりうる合併症としては創傷治癒遅延（キズが治りにくいこと）、創部感染、インプラント露出などが挙げられます。また、長期的には被膜拘縮になりやすく、それに伴う変形や痛みなどが起こる可能性があります。一方、自家組織再建後の放射線治療により、脂肪壊死を引き起こしたり、再建乳房が萎縮したりすることがあります。照射後に自家組織再建を施行しても乳房萎縮の原因にはなりません。

再建時期・方法別に注意する必要がある放射線治療の影響

（1）一次再建（乳がんの手術と同時に始める再建）（☞ P.5 の表 2 参照）

　一次再建を希望する時には、術後に放射線治療を受ける可能性があることを念頭に置く必要があります。一次一期再建の場合は乳房再建を完了した状態で放射線治療を行いますが、一次二期再建では乳房再建の途中で放射線治療を行う可能性も出てきます。

　①一次一期再建：乳房全切除術と同時にインプラントを挿入する方法をダイレクトインプラントといいます。ダイレクトインプラント後の放射線治療は皮膚への影響を見きわめながら慎重に進めなければなりません。皮膚が放射線照射によるダメージを受け、インプラントが露出した場合には、抜去が必要になることもあります。

自家組織再建の場合、再建した乳房への放射線照射は脂肪壊死や再建乳房の萎縮を引き起こす可能性があるため、再建乳房の形が変わる可能性があります。

②**一次二期再建**：一次二期再建では、最初の手術でエキスパンダーを挿入し2回目の手術でインプラントまたは自家組織への入れ替えを行います。金属を使用しているエキスパンダー（ナトレル（アッヴィ合同会社アラガン・エステティックス））を挿入した状態で放射線治療を行った場合、金属部分が放射線線量の分布を不均等にさせるとの報告があります。また、エキスパンダー挿入中の放射線治療を行った方で合併症が増えたとの報告があることから、乳癌診療ガイドラインではエキスパンダーからインプラントへの入れ替え後に放射線治療を行うことが望ましいとされています。しかし、乳房全切除術後の放射線治療は術後20週以内に始めることが推奨されているものの、皮膚を十分拡張するためにはそれ以上の期間エキスパンダーの留置が必要となる場合もあるため、インプラントへの入れ替えのタイミングをがん治療や再建の担当医と相談する必要があります。

　なお、最近では金属を使用していないエキスパンダー（モティバ（エスタブリッシュメント・ラボ社））も保険適用となりました。

（2）二次再建（乳がん治療から一定の期間を置いて行う再建）

　乳房全切除術後に乳房がない状態で放射線治療を行った後、乳房再建を行う場合です。放射線治療後の皮膚の回復具合を見て再建を行う時期を判断する必要があり、照射終了後最低6ヶ月以上期間を空けることが推奨されます。選択する再建方法によって、それぞれ以下の点に注意が必要です。

①**インプラントによる二次再建**：放射線治療後の皮膚は弱くなったり、伸びにくくなったりしているため、インプラントによる二次再建が難しくなる場合があります。インプラントでの再建を希望する場合には、放射線治療後の皮膚の状態や皮膚の厚さなどを考慮し、再建が可能かどうかを再建の担当医とよく相談する必要があります。

②**自家組織による二次再建**：放射線治療後の自家組織による二次再建は可能ですが、キズの治りや再建後の見た目がよくないことがあります。遊離皮弁を移植して再建を行う場合には、放射線照射された組織や血管が硬くなっていることにより顕微鏡手術が難しくなることがあります（☞ P.84 アウトライン「自家組織再建」参照）。

 memo

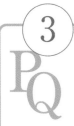

Q 3

抗がん剤やホルモン療法は乳房再建に影響を与えますか？

CQ13

A 抗がん剤治療中は再建手術ができない場合が多いため、治療が終了し副作用が落ち着いてから行います。
ホルモン療法中であっても再建は可能ですが、ホルモン剤の種類によっては血栓のリスクが高くなることがあるため、休薬を要することがあります。
分子標的薬治療中も再建は可能ですが、副作用による手術への影響を考慮する必要があります。

解説 **抗がん剤**

　抗がん剤治療中は、白血球が減って感染症のリスクが高くなったり、吐き気や倦怠感などの症状が出たりします。安全に再建を行うためには、必要な抗がん剤治療を優先し、治療が終了して副作用が落ち着いてからのほうがよいでしょう。一般的には抗がん剤投与後から約3週間で白血球が回復するとされていますが、具体的な回復時期や症状については個人差があるため、がん治療や再建の担当医と相談して再建時期を決めていきましょう。

　副作用が落ち着いてからであれば、抗がん剤治療後に再建を行った場合でも、抗がん剤治療を行っていない場合と比較して、再建術後の合併症に大きな差はないといわれています。

　がん手術と同時に行う一次再建で既にエキスパンダーが挿入され、その後抗がん剤治療を行う場合は、抗がん剤治療が終了してからインプラントや自家組織への入れ替えをすることになります。

　術前抗がん剤治療を行った場合でも乳がん手術と同時に行う一次再建は可能ですが、術後早期に放射線治療が必要になる場合もあるため、抗がん剤以外の治療の予定を確認することも必要です。

　経口抗がん剤内服中の再建に関しては明確な決まりがないため、再建の可否や休薬を含めた治療スケジュールについてはがん治療の担当医と相談しましょう。

ホルモン療法

　ホルモン療法中であっても、がん治療の担当医の許可があれば再建は可能です。ホルモン剤の種類によっては血栓リスクが高くなることがあるため、再建手術の前に休薬する場合もあります。休薬に関してはがん治療および再建の担当医と相談しましょう。

🔍 分子標的薬

　分子標的薬治療中であっても、がん治療の担当医の許可があれば再建は可能です。分子標的薬の一つであるトラスツズマブ（商品名ハーセプチン®）には心機能を低下させる副作用があるため、必要に応じて手術前に心機能の評価を行います。

　ベバシズマブ（商品名アバスチン®）には創傷治癒遅延の合併症があります。ベバシズマブ中止後、手術まで一定期間空ける必要があります。

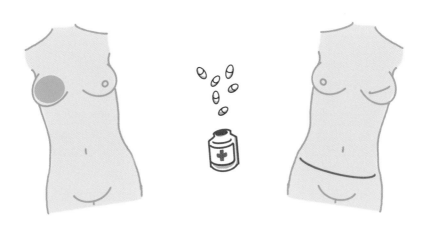

📝 memo

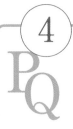

Q 4 乳房の形や大きさによって再建法は変わりますか?

A 乳房インプラントのサイズは様々な種類がありますが、形態的な限界があり、特に下垂の強い形態を再現するのは困難です。自家組織再建の場合、ドナーサイトの組織量によって再建できる乳房の大きさが決まります。

解説

🔍 乳房インプラント再建の場合

乳房インプラントのサイズにはバリエーションがあり、様々な大きさに対応可能です。しかし、小さい乳房の場合には合うサイズがなく、再健側が健側より大きくなってしまうことがあります。

また、乳房インプラントは形が決まっているものであるため形態的な限界があります。特に下垂の強い乳房では乳房インプラントで下垂を再現するのが難しくなります。その場合は着衣の状態で左右差が目立たないように下着で補正するか、左右対称性を追求して健側の乳房縮小・固定術を検討するかになりますが、これは個人の価値観に左右される部分です。

乳房インプラントでは補うことのできない変形(例えば乳房インプラント周囲の段差や上胸部のへこみなどの部分的な変形)に対しては、脂肪注入を併用することも可能です。

状況によってエキスパンダーを用いずに1回の手術で乳房インプラントを挿入できる場合があります。可能かどうかは、乳がん手術前の診断、術式(乳頭乳輪温存乳房切除術)、乳房サイズ、皮膚の状態などから判断します。

🔍 自家組織再建の場合

ドナーサイト(移植する組織を採取する部分)の組織の量によって再建できる乳房の大きさが決まります。体型にもよりますが、一般的には腹部皮弁では大きい乳房を再建しやすく、広背筋皮弁や大腿皮弁は腹部皮弁と比較してややボリュームが小さくなります。広背筋皮弁は移植できる組織量が腹部皮弁と比較し少ないだけでなく、再建後に筋肉が萎縮し数ヶ月経ってボリュームが小さくなってしまうことがあります。ボリューム不足を補う目的で、脂肪注入や乳房インプラントを併用する方法があります。

形態に関しては、乳房インプラントよりも下垂を再現しやすくなります。ただし、下垂が強すぎる場合は困難なこともあり、その場合は健側の乳房縮小・固定術によりバランスを整える選択肢があります。

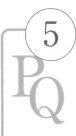

5 両側乳がんで再建する場合、片側の再建に比べて、異なることや気をつけることがありますか？

CQ15

A 両側の乳房再建の場合、なるべく左右差が目立たないように再建するための計画が必要です。乳がん手術の時期や方法、放射線治療の影響などによって左右差が生じる場合もあります。基本的には左右同じ再建方法を選択しますが、両側の自家組織再建を行う場合、元の大きさよりも小さい乳房になる可能性があります。

解説

両側乳がん（りょうそく）

両側乳がんは左右同時に診断され治療を行う場合（同時性両側乳がん）と、一方の乳がんの治療を行った後にもう一方に乳がんが見つかった場合（異時性両側乳がん）があります。最近では遺伝性乳がん卵巣がん（HBOC）と診断され、予防的に健側（まだがんになっていない方）の乳房全切除術と再建を行う患者さんも増えてきています。

乳房再建は左右同時でも別々にでも行うことができ、片側の場合と同様の選択肢があります。しかし、同時に両側の乳房を再建する場合であっても、乳がん手術の時期や方法に違いがあったり、放射線治療の状況が異なっていたりすると、結果的に乳房再建の結果に左右差が生じる可能性があります。そのため両側乳房再建を行う場合には、患者さんの状況に応じ、いかに左右差の目立たない状態にするかを考えて計画を立てることが必要です。

両側同時乳房再建

両側の乳房を同時に再建する場合、対側の乳房に合わせることができないため、左右差のない乳房をつくることが目標となります。そのためには基本的に左右同じ再建方法を用います。

自家組織再建ではドナーサイト（移植する組織を採取する部分）のボリュームに限りがあるため、再建後の乳房は元の大きさより小さくなることがあります。腹部皮弁を用いた再建の場合、腹部の組織を左右に分けて移植します **図1a** 。両側同時の自家組織再建を行っている施設は限られるため、可能かどうか再建の担当医に相談してみましょう。

両側インプラント再建では、ご希望に応じて元々の乳房より小さく、またはより大きい乳房をつくることができます **図1b** 。より大きくする場合には、エキスパン

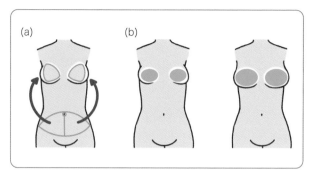

図1 腹部皮弁での両側再建の場合（a）とインプラント
再建の場合（b）

ダーで拡張する際に皮膚の負担にも配慮して、無理のない大きさを選ぶようにします（☞PQ23参照）。

　両側同時再建では、片側の場合に比べて手術時間が長くなります。術後はしばらくの間、両上肢を安静にする必要があります。

異時性両側乳がんに対する異時乳房再建

　以前に片側の乳がんに対して乳房全切除術と再建を行い、後にもう片方の乳房にがんが見つかった場合（異時性両側乳がん）、既に再建した乳房形態に合わせるように再建を行うことが一般的ですが、先に再建した乳房の修正も含めて検討する場合もあります。

　初発側の再建で腹部皮弁が既に使用されていると、同一の術式で再建が行えません。また、初発側の再建がインプラント再建の場合は、以前に用いた乳房インプラントが使用できないケースや、異なるサイズを使用したほうがよいケースもあります。

　患者さん自身が目標としている乳房サイズや乳房形態などを担当医に伝え、可能な術式についてよく相談することが大切です。

両側乳がんで片側のみ部分切除術も可能な場合

　同時性両側乳がんで片側のみ部分切除術が可能な場合、部分切除術側の乳房が術後にどの程度変形すると予想されるかによって方針が変わります。それほど変形が大きくないと予測される場合、部分切除術側の形態に合わせて乳房全切除術側のみ再建を行います。しかし大きな欠損が予想される場合には、部分切除術側も再建する、あるいは両側とも全切除術と再建をするという選択肢があります。部分切除術の場合は術後の放射線治療が必要となります。術後の治療方針も含め、乳腺の担当医とよく相談しながら検討しましょう。

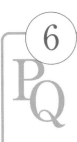

6

CQ9

PQ 遺伝性乳がん卵巣がん（HBOC）では、通常の片側乳がん切除後の再建とは、どのような点が違うのでしょうか？

A がん発症リスクを減らすことを目的に、リスク低減乳房切除術（RRM）、リスク低減卵管卵巣摘出術（RRSO）を行うかどうかを検討します。RRMを行う場合、再建方法の選択肢は片側乳がん切除後と同様ですが、両側の再建を視野に入れて方法や時期を相談します。RRSOを行う場合でも腹部皮弁での再建は可能ですが、多職種間の連携が必要です。

解 説 🔍 遺伝性乳がん卵巣がん

遺伝性乳がん卵巣がん（Hereditary Breast and Ovarian Cancer：HBOC）は遺伝性のがんの一つです。*BRCA1* と *BRCA2* という遺伝子に病的バリアント（病気の発症と関係している生まれ持った遺伝子の違い）を認め、乳がん、卵巣がんの発症率が高いことがわかっています。遺伝カウンセリングと検査を経て HBOC と診断された場合には、下記のような予防的対策を検討します。

　①定期的な検診（年1回のマンモグラフィ＋ MRI 検査など）
　②リスク低減手術（＝予防的切除）
　　1）リスク低減乳房切除術（risk reducing mastectomy：RRM）
　　2）リスク低減卵管卵巣摘出術（reducing salpingo-oophorectomy：RRSO）

リスク低減外科治療とは、予防的にがんが発症する可能性が高い臓器を切除する治療です。RRM を行う場合、再建方法の選択肢は通常の乳がん切除後の乳房再建と同様ですが、両側再建を視野に入れて方法や時期を計画する必要があります。RRM を行う時期に決まりはありません。両側同時に行うことも、別々に行うこともできます。

同じ乳房全切除術であっても、温存できる組織に違いがあれば（例えば、乳輪乳頭が温存できるか、皮下の厚みがどの程度残せるかなど）、同じ再建方法を用いても乳房再建の結果に差が生じる可能性があります。

RRM、乳房再建、RRSO を同時に行う場合もありますが、長時間の手術となる、複数科が同時に関わる必要があるなどの理由により、施行可能な施設は限られます。乳房再建の方法や手術時間も考慮する必要があるため、希望する再建方法を前もって相談し、担当医に伝えておくことが大切です。RRSO を予定している場合であっても腹部皮弁による再建は可能です。どちらの手術を先に行うか、多診療科間でよく話し合う必要があります。

乳がんや卵巣がん、HBOC の診断のタイミングによって RRM が保険適用となる場合と保険適用外となる場合があります（後述）。

なお、HBOC の患者さんが乳がんを発症した場合、乳房温存療法は、生存率は悪化しないものの、乳房内再発のリスクが高いことから、ご本人が強く希望する場合以外は推奨されていません。

HBOC の診療は多診療科、多職種にわたる連携が不可欠であり、全国の認定施設・病院は JOHBOC（一般社団法人 日本遺伝性乳癌卵巣癌総合診療制度機構）の HP からご確認ください。

診断と再建のタイミング

（1）片側の乳がんを発症し HBOC と診断された場合

対側の RRM が保険適用となります。RRM を行う場合には、乳がんの手術と同時に行うことも、時期を分けて行うことも可能です。

例1）　片側乳がんに対する切除と同時に対側の RRM を行い、両側の乳房を人工物あるいは自家組織で再建する。

例2）　片側乳がんに対する切除と再建のみを行い、対側の RRM は後日検討する（その場合は、将来の対側の再建方法について検討しておくとよいでしょう。☞ PQ43 参照）。

例3）　乳がんの手術とエキスパンダー挿入を行い、後日対側 RRM と同時に両側の乳房再建を完成させる。

（例えば、遺伝子検査の結果が出ていない段階で先に乳がんの手術を行う場合には、一時的にエキスパンダーを挿入しておくのも良い選択肢です。）

（2）乳房温存療法後に HBOC と診断された場合

両側の RRM および乳房再建が保険適用となります。温存療法後の皮膚の状態や放射線治療の影響を考慮して再建方法を検討する必要があります。

（3）片側乳がんに対して乳房全切除術と再建を完了した状態で HBOC と診断された場合

対側の RRM および乳房再建が保険適用となります。RRM 後に乳房再建を行う場合、既に再建されている側で用いた方法を考慮して再建方法を選択します（☞ PQ43 参照）。

（4）卵巣がんを発症し HBOC と診断された場合

両側の RRM および乳房再建が保険適用となります（☞ PQ5 参照）。

（5）乳がん、卵巣がん未発症で HBOC と診断された場合

RRM および乳房再建は自費診療となります。

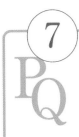

PQ 7 乳房部分切除術後はどのような再建法が適していますか？

CQ10

☞

A 乳房部分切除術後の変形に対する再建は自家組織再建では保険適用となり、インプラント再建は適用とはなりません。術後放射線治療の必要性、局所再発のリスク、放射線治療により乳房再建の合併症が増す可能性を考慮する必要があります。

解説

乳房部分切除に対する乳房再建

乳房部分切除術は乳房内のがんを取り除くことと、切除後の乳房の形態をできるだけきれいな形で残すことの両立を目指す手術です。しかし、乳がんの位置や大きさ、元々の乳房の形によっては、術後の乳房の部分的なへこみや乳頭のずれなどが目立ってしまう場合もあります。現在、部分切除術に対する乳房再建は乳房全切除術に対する乳房再建ほど一般化していませんが、変形が目立つことが予想される場合に部分切除術と同時に再建を行う（一次再建）、あるいは最終的に変形が目立ってしまった時に後から再建する（二次再建）という選択肢があります。

部分切除術後で乳腺が残っている場合には自家組織による再建が保険適用となり、インプラントによる再建は保険適用となりません。

部分切除術後は乳房内の局所再発のリスクを減らす目的で原則として放射線治療が必要なため、放射線治療が乳房再建に与える影響についても考慮して手術の方法を検討しましょう。

乳房部分切除術に対する一次再建

一次再建の場合、欠損のサイズや位置を想定して再建方法を決定します。欠損がそれほど大きくない場合には、残った乳腺を移動させる方法（乳腺弁移行術）や乳房縮小術に準じた乳房形成術で乳房形態を整えることができます。ある程度大きな欠損が見込まれる場合には、乳房以外の組織から採った皮弁を移植して組織を補います。背部や側胸部、上腹部から皮膚や脂肪組織を移動する方法（局所皮弁・穿通枝皮弁）や、広背筋皮弁を用いることが一般的です。大腿部などから遊離皮弁を移植することもあります **図1**。

通常、部分切除術の場合は乳がんから十分な安全域を確保して切除範囲を決定しますが、切除した組織の断端にがん細胞があった場合の対応も含めて、事前に主治医と相談しておく必要があります。

一次再建の場合は、ドナーサイト（移植する組織を採取する部分）として用いる

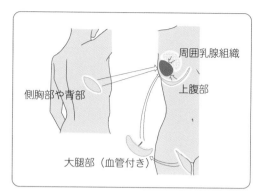

図1 部分欠損に対する皮弁術

組織量を最小限にできる一方で、再建後に放射線治療が行われることになりますので、皮弁の脂肪壊死などのリスクが増し、最終的に再建乳房が変形したり、しこりができたりする可能性があります。また、乳房再建の合併症により放射線治療に遅れが生じないように配慮が必要です。

　部分切除術により変形が見込まれる場合、乳房全切除術をして再建するのがよいか、部分切除術と再建をするのがよいのかは、整容的な観点だけでなく、術後放射線治療の必要性や乳房内再発のリスクも考慮した上で選択することをお勧めします。

乳房温存療法後に行う二次再建

　二次再建の場合、皮膚の不足や乳頭位置のずれを考慮して再建の計画を立てます。キズあとや放射線照射によるダメージを受けた皮膚を広範囲に切除するケースもあります。変形が少ない場合には脂肪注入を行うことで目立たなくなることが期待されますが、皮膚や皮下組織の欠損がある程度大きい場合には、一次再建の場合と同様に、皮弁による再建が必要です。乳房の近くの皮膚や脂肪を移動する方法（局所皮弁や穿通枝皮弁）、広背筋皮弁、大腿皮弁のほか、腹部皮弁などのより大きな皮弁を用いることもあります。

　放射線治療が行われた後の乳房は、皮膚の血流が悪くキズが治りにくかったり、皮膚の伸展性が悪いため、再建された乳房の整容性が低下する可能性があります。脂肪注入を用いる場合は移植した脂肪の生着率が低いこと、遊離皮弁の場合は吻合血管の状態が悪く、手術が困難となることがあります。合併症などのリスクを減らすために、放射線治療後は手術まで6〜12ヶ月程度は期間を空けることが勧められます（☞PQ2参照）。

乳房温存療法後の乳房内再発

　乳房温存療法後に乳がんの乳房内再発を生じ乳房全切除術と再建を行う場合には、自家組織・インプラント再建ともに選択可能です。ただし、放射線治療の影響により乳房再建の合併症のリスクは高まります。特にインプラント再建の場合には放射線治療の影響を受けやすく、再建後に感染やインプラントの露出により抜去に

至る場合があります。さらに、皮膚が硬く伸びにくい、被膜拘縮で変形するなど、整容的な満足度が低い傾向にあります（☞ PQ2 参照）（形成外科診療ガイドライン 乳房再建 CQ10）。

<ruby>被膜拘縮<rt>ひまくこうしゅく</rt></ruby>

コラム

根治性と整容性の両立を目指す OPBS

OPBS という言葉をご存じですか？ OPBS は Oncoplastic Breast Surgery の略で、「乳がんに対する根治性と整容性の両立を目指した手術」を意味します。乳がんは他のがんと比べて発症年齢が若く、患者さんが病気と向き合う期間が長いことから、手術による乳房の変形など見た目にも配慮した手術が治療後の QOL にも重要であるとされています。単純に乳がんが取れればよいという考えから、手術後の乳房に対して患者さんが感じるストレスをなるべく減らし、自信や愛着が持てる乳房を目指すことへも重点が置かれるようになり生まれた概念です。

OPBS という言葉の中には、部分切除術に対する OPBS（OPBCS：Oncoplastic Breast-Conserving Surgery ともいう）、乳房全切除術に対する OPBS、乳腺外科医が行う OPBS、形成外科医が行う OPBS など様々な意味が含まれており、乳房再建自体も OPBS の一つです。OPBS としての乳房再建は再建外科医だけで完成できるものではなく、乳腺外科医との連携があってこその領域であり、今後さらにニーズが高まる分野とされています。

memo

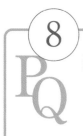

乳房再建にはどのような合併症がありますか？

CQ4   CQ5   CQ6

A　エキスパンダー、乳房インプラントを用いた再建は感染、被膜拘縮、破損など人工物特有の合併症が起こることがあります。自家組織による再建では移植する組織の血流障害や組織を採取する部位に関連した合併症があります。また両者に共通して、乳頭温存乳房切除術後に乳頭や皮膚が血流不良となり合併症の予防治療を行います。合併症には、予防策と治療対策がある程度確立されています。

解説

 ## エキスパンダー、乳房インプラントを用いた再建の合併症

　エキスパンダーや乳房インプラントは人工物であるため、自家組織と比べて感染に弱いこと、体外に露出したり破損したりする可能性があることに注意が必要です。乳房インプラントによる再建後は、合併症の有無を確認するため長期的に経過を見ていく必要があります。

- ・感染：エキスパンダーや乳房インプラントに細菌が付着して発生します。抜去や再建のやり直しが必要になる場合もあります。
- ・露出：皮膚の血流不良や放射線治療などにより皮膚のダメージが強い場合、エキスパンダーや乳房インプラントが体外に露出することがあります。
- ・破損：乳房インプラントには永久的な耐用性は保証されておらず、様々な理由で破損することがあります。破損が確認された場合は入れ替えが必要となります。自家組織再建に切り替えることも可能です。
- ・位置異常、しわ、へこみ：日常動作や被膜拘縮（ひまくこうしゅく）などの影響により位置がずれることがあります。また、体重減少など皮下脂肪が薄くなると乳房インプラントのしわやへこみが浮き出ることもあります。
- ・被膜拘縮：人工物の周りに薄い膜（被膜、カプセル）ができますが、その膜が硬く縮むことにより変形や痛みを生じます。
- ・リンパ腫、扁平上皮（へんぺいじょうひ）がん：ごくまれですが、乳房組織自体のがんではないリンパ腫や扁平上皮がんが乳房インプラント挿入後に発生することがあります。定期検診と自己検診により発見が可能です（☞コラム「BIA-ALCL」参照）。

自家組織による再建の合併症

　自家組織による再建の場合、乳房に移植する皮弁の血流障害や、皮弁を採る部位に関係した合併症が起こることがあります。

- **皮弁の血流障害**：皮弁の血流が悪いと、皮弁が部分的あるいは全体的に壊死する場合があります。特に、遊離皮弁では吻合した血管に血栓ができると全壊死となる可能性があります。その場合は移植した組織を除去しなければならず、キズと乳がんの治療が落ち着いてからあらためて再建を計画します。
- **背中**：背中の筋肉、皮膚、脂肪組織を用いた広背筋皮弁による再建では、移植した筋肉が萎縮しボリュームが減ることや、筋肉が勝手に収縮してピクピクと動くことがあります。背中に漿液腫（ドレーン抜去後に体液がたまること）が生じやすいですが、内容液を抜くことにより徐々におさまります。
- **腹部**：下腹部の組織を用いた再建には、腹直筋を残して脂肪と皮膚を移植する方法と、腹直筋ごと移植する方法があります（☞ PQ31 参照）。腹直筋を残す場合でも、術後は一時的に腹部の筋力が緩くなり、腰痛が悪化したり、腹部に力を入れると下腹部が出っ張ったりすることがあるため、予防のため一定期間コルセットを装着します（☞ PQ13, 39 参照）。妊娠出産を考えている方は、事前に担当医と相談が必要です（☞ PQ35 参照）。
- **大腿部**：太ももの皮膚、脂肪組織を用いた再建では、キズの位置にもよりますが、術後しばらく脚を開いたり椅子に座ったりする時にキズにつっぱりを感じます。またキズの部分はリンパの流れが悪いため、脚にむくみが出ることがあります(☞ PQ37 参照)。
- **腰部、殿部**：腰やおしりの組織を用いた再建では、皮弁を採取した部位がへこみやすく、片側から組織をたくさん採ると左右差が目立ちます。キズの位置により座った時に痛みが出ることもあります（☞ PQ37 参照）。

人工物と自家組織の両方に共通した合併症 表1

　乳房再建を行う場合の乳房全切除術では、整容性を保つ目的で乳頭乳輪や皮膚を可能な限り温存します。その際に温存した組織、特に乳頭や切開線、がんに近い部分の周辺の皮膚は厚みがなくなり、血流が悪くなる場合があります。多くは徐々に回復しますが、時に皮膚が壊死したり、キズが開いたり、乳頭乳輪の変形や色素脱失を起こす可能性があります。

　また、皮下乳腺全切除と同時に乳房の感覚神経が失われるため、温存した皮膚や乳頭乳輪は知覚が低下します。敏感になったり、感覚異常を伴ったりする場合もあ

表1 人工物、自家組織、両方に共通した合併症

人工物	自家組織	両方に共通
・感染 ・被膜拘縮 ・位置異常 ・露出、破損 ・リンパ腫、扁平上皮がん	・皮弁の血流障害 ・漿液腫、ボリューム減（背中） ・腹壁ヘルニア（腹部） ・脚のむくみ、つっぱり感（大腿部） ・採取部のへこみ（腰部、殿部）	・乳頭乳輪の色素脱失、変形、壊死 ・知覚低下、しびれ ・一般的な手術合併症

（日本形成外科学会「乳房再建診療ガイドライン」CQ4、5、6、23より）

ります。腋窩リンパ節郭清を行った場合は、その範囲がより広くなり、腕にも及ぶ場合があります。知覚は月日とともに周辺から少しずつ回復します。数年経過しても多少知覚の左右差が残りますが、日常生活で困ることは多くありません（☞ PQ11参照）。

　一般的な手術合併症として、血腫、漿液腫、感染、疼痛、キズあとの問題、下肢深部静脈血栓症、肺塞栓症などが起こる可能性があります。

　合併症は年齢、喫煙、肥満、糖尿病、高血圧などの持病、放射線治療の有無によってリスクが異なります。また、合併症によって乳がん切除後の治療に遅れをきたさないよう再建のスケジュールを計画する必要があります。

memo

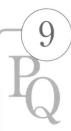

PQ 9 再建後の回復に必要な期間はどのくらいですか？

A 基本的な日常生活は退院する頃には可能な状態であることがほとんどです。仕事や運動の開始時期は、手術内容や再建方法、手術後の経過によって個人差があるため、担当医と相談しながら徐々に再開しましょう。

解説

インプラント再建も自家組織再建も退院する頃には基本的な日常生活はほぼ可能な状態になっています。シャワー・入浴などはキズが落ち着いていれば可能です。一方で、退院時にキズの処置が必要な場合やドレーンを抜去して間もない場合などは、シャワーや入浴が可能となる時期を担当医と確認しましょう。

仕事の復帰時期に関しては、手術内容・術後経過、仕事内容、さらに治療を受けている医療施設ごとの方針によります。担当医と事前によく相談しておきましょう。術後の創部の状態によっては、予定よりも復職時期が遅れる可能性があります。また痛みが落ち着いて体力が戻るまでの期間には個人差があります。インプラント再建後は、デスクワークなどの体に負担が少ない仕事では1〜2週間程度、大胸筋を使用するような重労働であれば2週間〜1ヶ月程度で復帰できるでしょう（☞ PQ21 参照）。また、最も安静が必要とされる腹部皮弁による自家組織再建を行った場合には、デスクワークなどの軽作業は2週間〜1ヶ月程度、腹部に負担がかかるような重労働であれば1〜3ヶ月程度で復帰が望ましいとされています（☞ PQ38, 40 参照）。

運動については、痛みの程度やキズの状態、体力の回復具合も見ながら担当医と相談しましょう。ウォーキングなどの軽い運動は、手術後の経過が良ければ退院後早期から徐々に行うことができますが、筋力を使うような激しい運動の再開時期は、再建方法や手術後の経過によって変わりますので、担当医とよく相談しましょう（☞ PQ27 参照）。

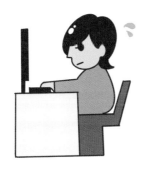
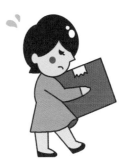

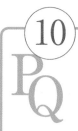

Q10 乳房再建後の痛みについて教えてください。

A 再建後の痛みは徐々に和らいでいくのが一般的な経過ですが、痛みの程度や期間は患者さんによって様々です。痛い時は我慢せずに痛み止めを使用しましょう。手術に関連する痛みによって強い精神的ストレスが伴う、あるいは日常生活にまで支障をきたすような場合は対処法を担当医と相談しましょう。

解説　乳房再建後の痛みについては、手術直後はキズの痛みを感じますが、程度に応じて痛み止めのお薬を使用することで和らげることができます。手術の経過とともにキズの痛みは徐々に和らいでいくことが多く、キズが治った後もキズあとに時々痛みを感じることがありますが、基本的には日常生活が損なわれるような痛みが残ることはまれです。しかし、痛みの程度や期間は個人差が大きく、患者さんの中には術後、長期経過しても慢性的に痛みを感じ続ける方もおられます。痛みでお悩みの際には担当医と相談しましょう。

　また、手術方法によっても痛みの強さ、感じ方、場所に違いがあります。人工物による再建では、手術の過程で大胸筋の下をはがすため、エキスパンダー挿入術後は胸部の痛みを感じる方が多いですが、乳房インプラント挿入術後はそこまでの強い痛みを感じなくなることが多いです。自家組織による再建では、乳房に加えて、移植組織を採取する部位にも痛みが伴うことはよくあります。腹部皮弁による再建では、硬膜外麻酔を同時に行うことによって、腹部の手術部位の痛みを軽減することが可能です。また、腹部皮弁による再建では、血管をつなぎやすくするために肋軟骨の一部を切除することが多く、それによる胸部の痛みを感じることがあります。

　また、手術後にキズあとがひきつれる瘢痕拘縮（はんこんこうしゅく）が生じた場合や、放射線治療を行った場合、乳房インプラントでの再建後に被膜拘縮（ひまくこうしゅく）（インプラントの周りにできる硬い膜がひきつれること）が生じてきた場合などには、数ヶ月以上痛みが持続したり、あるいは新たに痛みが生じたりすることがあります。

　瘢痕拘縮による痛みは、塗り薬や飲み薬、ステロイド注射薬などの保存的な治療や、手術により瘢痕拘縮を解除することで和らぐことがあります。放射線治療を行った際には、皮膚が赤くなったり、硬くなったりすることで痛みを感じることがありますが、保湿剤などを使用しながら経過を見ることで症状が落ち着いてくることがほとんどです。乳房インプラントの違和感については、一般的には徐々に改善することが多いですが、一部で改善が見られなかったり、被膜拘縮などによって増悪す

ることもあります（☞ PQ26 参照）。

　手術に関連する痛みによって強い精神的ストレスが伴う、あるいは日常生活にまで支障をきたす場合は対処法を担当医と相談しましょう。また、手術部位から離れた部位に痛みが生じた場合や、数ヶ月以上経っても痛みが消えない場合は、別の原因である可能性もあります。形成外科や乳腺外科による管理だけではコントロールが難しい痛みがあるような場合には、痛みを専門とするペインクリニックや疼痛外来へ紹介することもあります。

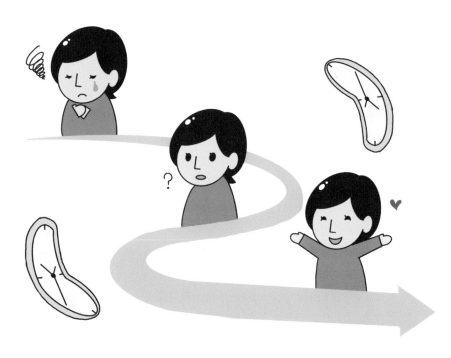

memo

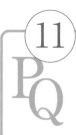

11 再建した乳房の感覚は戻りますか？

A 再建した乳房の感覚は、乳房切除術に伴う感覚神経の損傷程度によって異なります。特に乳頭・乳輪あるいは皮膚をできるだけ温存する乳頭温存乳房全切除術、皮膚温存乳房全切除術では感覚が低下しやすい傾向が見られます。術後の一時的な麻痺からの回復や神経再生によって手術前と同程度まで感覚が戻ることもありますが、元通りの感覚まで戻らないことも少なくありません。

解説 🔍 **乳房の感覚**

　乳房の感覚は、触った感じ、温度、痛みといった様々な要素から構成されます。そのため、再建乳房の感覚の回復程度は様々です。乳房の感覚は、肋間神経という神経の働きによってもたらされますが、手術によってこれらの神経が障害を受けてしまうと、どの術式でも、乳房の感覚が戻らないこともあります。乳房を部分的に切除し、がんを取り除く乳房部分切除術に比べ、特に皮膚の下の乳腺組織をすべて取る乳房全切除術では、皮膚に直接感覚をもたらす神経をより多く切除することになり乳頭・乳輪や乳房の皮膚の感覚が著しく低下してしまいます **図1**。

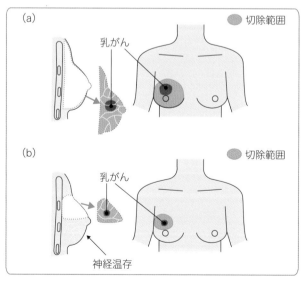

図1 乳房全切除術（a）と乳房部分切除術（b）による神経温存の違い

乳頭・乳輪を残し皮膚切除をまったく行わない乳頭温存乳房全切除術では術後に皮膚は残りますが、乳頭乳輪を含め広範囲に皮膚の感覚が低下します。月日とともに徐々に感覚は回復しますが、最終的に手術前と同程度まで回復する可能性が低いことは否めません。ただし、日常生活で困ることは多くありません。

インプラントと自家組織再建による違い

　先述の通り乳房全切除術では、皮膚に直接感覚をもたらす神経を同時に切除することになり、インプラントでの再建の場合も自家組織再建の場合でも乳頭・乳輪や乳房の皮膚の感覚の著しい低下が起こります。インプラントを用いて乳房再建を行った場合は、乳がんの外科的治療後の皮膚が基本的にそのまま残ることになるので、乳房の感覚は乳房切除の際に、どの程度、肋間神経が損傷されたかということに関係します。広く神経が損傷されてしまった場合には、大きく感覚が低下してしまいます。

　一方で、自家組織再建で乳房の皮膚が移植する皮弁の皮膚に置き換えられた場合には、移植した皮弁の皮膚の感覚は移植された組織の知覚の回復に左右されます。例えば、腹部皮弁で再建した場合には腹部の皮膚が乳房の皮膚になるため、腹部皮弁の皮膚に感覚があるかどうかが関係してきます。

　最近では、感覚の回復を早めるために自家組織再建を行う際に、知覚神経をつけて組織を採取し、移植先の肋間神経に縫合し神経再建を行うという方法があります。これにより回復する感覚の範囲が拡大したり、回復の速度が早くなるという研究報告もありますが、まだ標準的な方法として多くの施設で行われているというわけではありません。また移植組織に感覚をいかに持たせるように工夫したとしても、乳房切除後にどれくらい神経が残っているのかにも影響されます。

memo

PQ 12 再建した乳房の検査は必要でしょうか？

A 乳房再建後の乳房の検査には、①乳がんのフォローに対する検査、②再建した乳房に対する検査があります。①では、再発や転移の確認にマンモグラフィ、超音波検査、CT 検査、MRI 検査を行う場合があります。②では、乳房インプラントによる再建の場合に 1 ～ 2 年に 1 度の超音波検査または MRI 検査を行うことが推奨されます。

解 説

①乳がん初期治療後の再発や転移に対する経過観察としてエビデンスに基づいて患者さんごとに最適な検査が行われます。マンモグラフィ、超音波検査、CT 検査、MRI 検査などが用いられます。

②エキスパンダー、乳房インプラント再建後の乳房に対する検査については、磁石が入っているタイプのエキスパンダー（ナトレル（アッヴィ合同会社アラガン・エステティックス））が使用されている場合には MRI 検査ができません。磁石が入っていないタイプのエキスパンダー（モティバ（エスタブリッシュメント・ラボ社））は留置中も MRI 検査を施行することができます。

また、乳房インプラントで再建した乳房に関しては，長期経過による合併症（位置異常、回転、破損、被膜拘縮、遅発性漿液腫、BIA-ALCL（乳房インプラント関連未分化大細胞性リンパ腫））が生じる可能性があるため、1 ～ 2 年に 1 度の超音波検査・MRI 検査などの画像検査が強く推奨されます。

自家組織再建後の乳房に対しては、再建乳房の合併症に関する経過観察という目的での定期的な画像検査は必ずしも必要ありません。

脂肪注入が行われている場合は、注入した脂肪の経過（脂肪壊死が起こっていないかなど）に対して必要に応じて超音波検査などの画像検査を施行する場合があります。

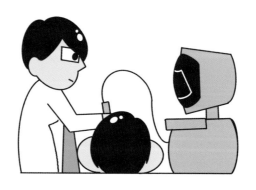

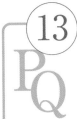

13 PQ 妊娠・出産は乳房再建にどのように影響しますか？

CQ21

A 腹部皮弁を用いた乳房再建術の妊娠・出産への影響は少ないと考えられていますが、医療施設によって考え方が異なります。妊娠・出産や帝王切開を経験した後も乳房再建は可能ですが、腹部皮弁を用いる場合には帝王切開のキズあとやヘルニアなどの腹部合併症を考慮する必要があり、事前に担当医と相談することが大切です。また、授乳期間中は乳房の大きさに変化があるため、再建手術を行う時期もしっかり検討しましょう。

解説

乳房再建を受けた後も妊娠や出産が可能か

　乳房再建のために腹部皮弁を用いる場合は、腹部に比較的長いキズあとが残ることになります。手術方法によって程度は異なりますが、皮膚の下の筋肉と筋肉を覆う筋膜という組織に切開が加わることになります。切開が加わった場所には瘢痕というキズあとが残ります。瘢痕組織自体は硬いため、柔軟性という点で劣り、本来の妊娠に耐えられる女性の腹部の構造とは異なります。妊娠・出産の過程において胎児の発育とともに腹部は徐々に突出し、大きな腹圧が腹部の皮膚や皮下組織にかかることになります。

　とはいえ、これまでの腹部皮弁を用いた乳房再建後の妊娠・出産に関する研究結果からは、腹部を用いた乳房再建術を行ったとしても、瘢痕の程度によらず、妊娠・出産に影響を与えることは多くはないとの報告があります。乳房再建後からどれくらい経てば妊娠が可能かについては、乳房再建後からしばらく経過して明らかに腹部に合併症や不具合などがなければ、妊娠・出産自体には問題はないとされ、なかにはより腹圧がかかると考えられる双子や三つ子を出産したケースもあります。なお、乳房再建の方法として、背部から組織を採取する方法、大腿部から組織を採取する方法に関しては腹部にキズができるわけではないので妊娠・出産は問題ありません。

乳房再建を受けた後に授乳は可能か

　乳汁は乳腺組織からつくられます。乳がん治療の際にどの程度乳腺組織を切除したのか、放射線治療をどの程度行ったのかによって、授乳できるかどうかが決まります。基本的に、乳房全切除術の場合には、乳腺組織が残っていませんので、乳房再建を行ったとしても授乳はできません。一方で、乳腺組織が残ることになる乳房部分切除後に、授乳したケースも報告されていますが、一般的には部分切除の後に

放射線治療を行うことも多く、その場合授乳は難しいと考えられます。もし乳房部分切除後に授乳が可能であった場合は、二次再建で乳房再建を行ったとしても乳房再建自体の残存乳腺への影響は少ないと考えられますので医学的には授乳は可能と考えられます。

妊娠・出産後に乳房再建は可能か

腹部皮弁を用いる場合は、妊娠や出産した腹部の筋肉や筋膜がいったん拡張されてしまいますので、しばらく落ち着いてからの再建が安全かもしれません。また、腹直筋皮弁の手術方法の違いによってヘルニアの発生率が異なるともいわれています。具体的には、腹部皮弁を腹部から採取する際に腹部の筋肉への損傷が最小限ですむ深下腹壁動脈穿通枝皮弁（DIEP flap）のほうが、比較的筋肉への損傷の程度が高い横型腹直筋皮弁（TRAM flap）に比べるとヘルニアの発生率が少ないといわれています。いずれにしても、現在では、妊娠・出産後に腹部皮弁を用いた乳房再建術を行ったとしてもヘルニアなどの合併症の確率は高くはないと考えられています（☞ PQ35 参照）。

なお、出産の際に帝王切開を行う場合には腹部にキズあとが残ることになります。この部分は瘢痕といって本来の体の構造にはないキズあとで、乳房再建の際に少なからず影響を与えることになります。具体的には、腹部皮弁を用いる際に、瘢痕部分で血流が遮断されるために利用できる腹部皮弁のサイズが限られる可能性があります。帝王切開後の腹部皮弁による再建は、担当医とよく相談することが大切です（☞ PQ34 参照）。

このように出産後の腹部皮弁による乳房再建自体は可能ですが、乳房自体の大きさが妊娠・出産・授乳などによって変わるために、授乳などが終わってある程度乳房の形が落ち着いてから乳房再建を行うほうが望ましいと考えられます。

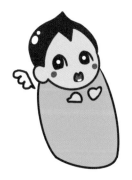
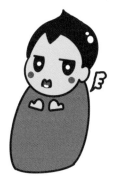

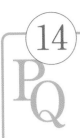

Q14 どの医療施設でも同じ再建手術が受けられますか？

A 現在、乳房再建は複雑化・多様化しており、実際の再建法の選択肢の数も少なくありません。受診される医療施設によっては、行っている再建法やその内容は異なります。希望する再建法を実施していない場合は、他の医療施設に紹介してもらうかも含めて、まずは可能な方法やタイミングを、受診される医療機関の乳腺外科・形成外科の担当医に確認しましょう。

解説

乳房インプラントによる再建

人工物（インプラント）による再建については、日本乳房オンコプラスティックサージャリー学会がその実施施設ならびに実施医師の評価・認定を行っており、この基準を満たした施設において乳房インプラントによる乳房再建手術を受けることが可能です。実際にどの施設で実施可能かについては、日本乳房オンコプラスティックサージャリー学会のホームページで確認することができます。

自家組織による再建

自家組織再建においては、医療施設によって術式が異なったり、そもそも自家組織再建を行っていないなど、施設間での差があります。例えば、多くの施設では自家組織再建として深下腹壁動脈穿通枝皮弁（DIEP flap）が用いられるようになりましたが、横型腹直筋皮弁（TRAM flap）や広背筋皮弁を用いて再建している施設もあります。また同一施設においても、再建に必要な乳房の大きさによって術式を変更することもあります。まずは担当の乳腺外科医や形成外科医にしっかりと話を聞いて、確認することが大事です。

 memo

乳房再建とセクシュアリティ

　乳房は女性としての象徴的な器官であり、乳がんの手術のキズあとは女性のセクシュアリティ（女性としてのあり方）に少なからず影響を与えます。乳房再建は女性のボディイメージ（自分の身体に関するイメージ）を回復し、QOL（生活の質）を向上させるための手術です。喪失感を軽減したり、乳がん治療に前向きに向き合えたりすることがメリットです。しかし残念ながら、乳房再建によって生活のすべてが元どおりになるとはいえません。「New normal を獲得する」と表現されることがありますが、その過程でとまどったり、障壁を感じる場面があるのも事実です。知覚の問題、下着や衣服の問題など多岐にわたりますが、セクシュアリティに関する課題については取り上げられることも少なく、一人で問題を抱えていらっしゃる方も多いのではないでしょうか。

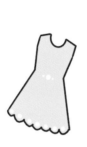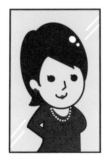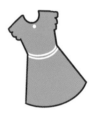

性生活やパートナーとの関係について

　性生活について考えることは、今後妊娠・出産を考えている方にとってはもちろん、そうでない方にとっても大切です。

　通常は、術後にキズの状態や痛みが落ち着けば、再建した乳房に触れることや性生活に制限はありません。再建した乳房や皮弁採取部を安静にしなければならない期間については形成外科の担当医に尋ねましょう。担当医が男性で相談しにくい場合には、女性医師や看護師に相談することもできます。

　パートナーが気を使うあまり、関係がぎくしゃくしてしまうという悩みも耳にします。一様の解決策はありませんが、キズの状態や日常生活で困っていることについて声に出して伝え、知ってもらうことが解決の糸口になるかもしれません。一緒に病院を受診していただいたり、パートナーから積極的にご質問していただくことも医療者として歓迎します。

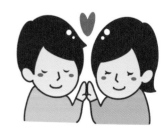

子供との関わり

　お子さんの年齢や性格によって悩みも解決策も違うかもしれません。抱っこは、再建術後しばらくは胸部と上肢を安静にする必要があるため、お母さんが座った状態で膝に座らせてあげるようにすることをお勧めします。乳房を触れないと安心できないというお子さんには、代わりに腕や腹部を触れさせてあげても良いかもしれません。

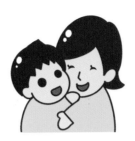

　子供は守るべき大切な存在であり、不安や心配を与えたくないという母親としての思いは切実かと思います。しかし一方で、子供はとても頼りになる存在でもあります。今は小さいお子さんでも、きっと母親の悩みに寄り添い、心強い味方になってくれるはずです。

他者の視点と価値観

　セクシュアリティは個人の心の中にある価値観だけではなく、他者との関係や社会の視線にも影響されます。再建するしないに関わらず、他者の考える「女性らしさ」と自分の考える「女性らしさ」の本質が一致せず、ジレンマを感じることがあるかもしれません。また公共の浴場で、キズを見せると周囲の人を不快にさせるのではと気後れしてしまうこともあるかもしれません。他者の視線と自分の心の折り合いをつけていくことは簡単ではないと思います。ですが、乳がんサバイバーが増加している今、少しずつ社会が変化していくことも期待されます。セクシュアリティに関する課題に家族、医療者、社会が一緒に取り組むことが必要なのではないでしょうか。

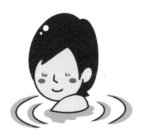

乳房再建もチーム医療！　医療スタッフの役割

　乳がんの治療と同様に、乳房再建においても、様々な医療スタッフによるチーム医療が行われています。

　患者さんが乳房再建を決めるまでのプロセスでは、患者さんと医師がよく話し合うことが大切です。看護師は、患者さんが医師との話し合いをサポートする役割を担っています。患者さんは、医師からいろいろ説明を受けて、疑問に思ったり心配になったり、いろいろ選択肢があって考えの整理ができないことがあります。そのような時に看護師は、患者さんの疑問点を整理して、医師との話し合いに向けてのポイントをアドバイスします。また、乳がん看護認定看護師やがん看護専門看護師は、がん看護相談などの場で、乳がんの治療や生活に関する相談に応じていますが、乳房再建に関して、患者さんの疑問や心配に応じてわかりやすく説明したり、乳房再建を決めていくプロセスを支えていく役割があります。

　乳房再建の手術後から退院までの時期には、一時的に腕を動かすことや体を動かすことに制限が必要になることもあります。特に、腹部皮弁を行った場合は腹部の筋肉をできるだけ緊張させたり動かしたりしないように注意する必要があるので、数日間は、ベッドの上で安静に過ごすことになり、身のまわりのことは、看護師がサポートします。ベッド上での安静の制限が緩和されたあとでも、筋肉や皮弁への影響を少なくするために、体の向きや腕の使い方には注意が必要です。看護師や理学療法士は、体に負担が少ない動作を説明します。

　乳がんの手術後は、数日たってから腕のリハビリテーションを行います。しかし、乳房再建の手術後は、再建した筋肉や皮弁が落ち着くのを待つために、リハビリテーションの開始を数週間遅らせることがあります。肩関節が動きにくいような時には、理学療法士が手術の方法や経過に応じてリハビリテーションを行います。

　患者さんが再建した乳房に対する戸惑いが生じた時や、創部のケアや下着などについて困った時には、看護師や乳がん看護認定看護師・がん看護専門看護師が相談に応じます。

　乳がん治療後の定期検診では、マンモグラフィや乳房超音波検査が行われます。診療放射線技師や臨床検査技師は、医師に確認しながら、乳房再建の方法に応じた検査を行います。乳房再建後の乳房のバランスを維持するには体重管理も大切です。体重管理が難しい時は、医師からの指示に応じて、栄養士が食事の内容についてアドバイスをします。

　乳房再建におけるチーム医療では、患者さんが乳房再建を受けるかどうかを決める時から、入院中・退院後、定期検診まで、様々な医療スタッフが関わります。医療スタッフは一丸となって、患者さんが新しい乳房とともに生活していくのを支える役割があります。困ったことや疑問，不安なことがあれば、看護師をはじめ医療スタッフにお気軽に相談してください。

3 章

インプラント再建

乳房インプラントによる再建

解説　○ 乳房インプラントによる再建とは

　乳房インプラントによる再建では、エキスパンダー（組織拡張器）と乳房インプラントを用います。エキスパンダーとは生理食塩水で膨らませる風船状の仮のインプラントで、後に乳房インプラントを入れるスペースを維持したり、皮膚を拡張したりするためのものです。通常は大胸筋の下に挿入して、手術中と術後に数回に分けてエキスパンダーの注入ポートから生理食塩水を注入します。日本で保険適用になっている乳房再建用のエキスパンダーはナトレルとエスタブリッシュメント・ラボ社のもので、いずれもしずく型（アナトミカル型）です 図1 。エスタブリッシュメント・ラボ社のものは磁性体（注入ポートに磁石を含む金属）が使われていないため、エキスパンダー挿入中でのMRI撮影が可能です。

　乳房インプラントとは、シリコンの膜の中にシリコンゲル（グミのようなやわらかいシリコン）を詰めたもので、サイズ、形、硬さ、表面構造の違いにより多くの種類があります。形はおわん型のラウンド型としずく型のアナトミカル型に分けられ、表面構造はつるつるしたスムーズタイプとわずかにざらざらしたテクスチャードタイプがあります。現在の乳房インプラントの合併症としてのBIA-ALCL（☞コラム参照）の発症リスクは非常に低く、特にスムーズタイプはほぼゼロと考えられています。

　日本で保険適用とされている製品のうち、ナトレル（アッヴィ合同会社アラガン・エステティックス）の乳房インプラントはスムーズラウンド型、シエントラ（タイガーエステティックス・メディカル合同会社）はマイクロテクスチャードアナトミカル型、マイクロテクスチャードラウンド型、スムーズラウンド型、モティバ（エスタブリッシュメント・ラボ社）はナノテクスチャード（ほぼスムーズのざらざらタイプ）ラウンド型があります（図2 2024年5月現在）。

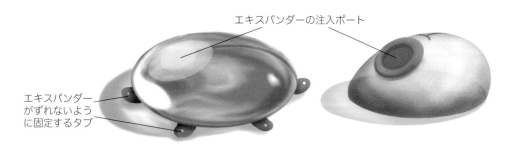

エキスパンダーの注入ポート

エキスパンダーがずれないように固定するタブ

図1　現在使用できる乳房再建用エキスパンダー

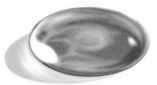
スムーズラウンド型

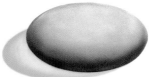
ナノテクスチャード
ラウンド型

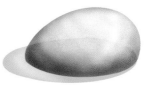
テクスチャード
アナトミカル型

図2 現在使用できる乳房インプラント

一次再建と二次再建

　一次再建とは乳房全切除術と同時に乳房再建を行う方法で、二次再建とは乳房全切除術と別日にあらためて乳房再建手術を行う方法です。乳がんの術前のタイミングでの患者さんの再建の意思や乳がんの状態などによって、どちらで行うか担当医と相談しましょう。

一期再建と二期再建

　直接乳房インプラントを挿入する方法を一期再建、エキスパンダーを挿入してから乳房インプラントに入れ替える方法を二期再建といいます **図3**。乳頭乳輪含む皮膚を切除した場合、皮膚の面積が足りなくなるので、いったんエキスパンダーを挿入して皮膚を伸ばす二期再建が必要です。乳頭乳輪や皮膚をすべて残す手術でも一般的にはエキスパンダーを使用しますが、一期再建が可能な場合もあります。

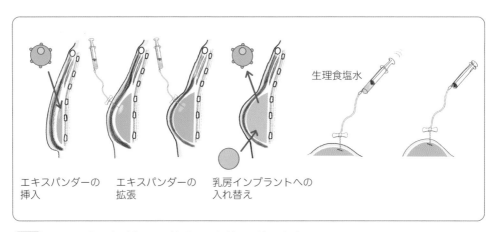

エキスパンダーの
挿入

エキスパンダーの
拡張

乳房インプラントへの
入れ替え

生理食塩水

図3 エキスパンダー挿入から拡張、入れ替えと注入方法
乳房の大きさによりますが、外来通院で数回に分けて生理食塩水をエキスパンダーに注入していきます。注入時間は5分程度です。通常の拡張時に痛みは伴いません。

インプラント再建のメリットとデメリット

　体の他の部位をキズつけずに再建できるという大きなメリットがあります。手術による体の負担が少なく、日常生活に早く戻ることができます。一方人工物である

表1 乳房インプラントの特徴

乳房インプラントによる再建	
メリット	乳房以外にキズあとが残らない 手術の侵襲（術後の痛み）が少ない 入院期間が比較的短い 日常生活に早く戻れる
デメリット	2回の手術が必要（二期再建の場合） 触感がやや硬い、あまり動かない、温かみを感じない 大きく下垂した乳房の再建が難しい 長期的にメンテナンスが必要（エコーやMRIのチェック） 交換が必要にある可能性がある
合併症	位置のズレや回転が生じる可能性がある 感染や露出による抜去が必要になる可能性がある 被膜拘縮により変形（しわや段差）が生じる可能性がある 非常にまれだが悪性リンパ腫が発症する可能性がある （☞コラム「BIA-ALCL」参照）

以上、本物の乳房とは質感がやや異なり、長期的なメンテナンスが必要になるなどのデメリットもあります **表1**。長期経過で、破損によるシリコンの漏れや乳房インプラント周囲に生じる被膜組織の縮みなどにより、交換が必要になる場合もあります。

🔍 再建方法の選択

乳房インプラントか自家組織かの選択では、それぞれのメリットとデメリットを理解することが必要ですが、最も重要なことは乳房再建に何を求めるのかということです。少ない負担で再建することに重きを置くのか、やわらかさなどの質感まで求めるのか、ご自分の中での再建のゴールがはっきりするとインプラント再建の向き不向きが見えてくると思います。

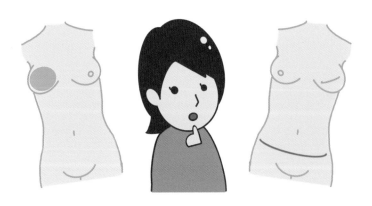

🔍 こんな患者さんが乳房インプラントによる再建を選んでいます

・人工物を入れるのに抵抗がない

・自家組織までは考えられない

・体の他の場所をキズつけたくない

・簡単な方法でできるなら

・元通りでなくても温泉に行ければよい

・仕事を長く休めない

・育児を優先したい

・いずれ反対側の予防乳房切除の際に、両側一緒に自家組織再建を予定している

　インプラント再建の流れ、整容性、違和感、体の負担、合併症、メンテナンスなどに関してPQ15〜PQ30で詳しく解説します。その上で、ご自分にとってのメリットとデメリットをお考えください。

📝 **memo**

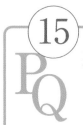

15 PQ 乳房インプラントを用いた再建の流れについて教えて下さい。

CQ18

A 初回手術では、乳房インプラントを入れる空間を確保するためにエキスパンダーを大胸筋下へ挿入します。外来通院でエキスパンダーに生理食塩水を注入して拡張します。およそ6ヶ月から1年の拡張期間ののち、乳房インプラントへ入れ替える手術を行います。

解説 インプラント再建の流れ

エキスパンダーとは、生理食塩水で膨らませる仮のインプラントで、後に乳房インプラントを入れるスペースを維持したり、皮膚を拡張したりするものです。乳房インプラントとは、シリコンの膜の中にシリコンゲルを詰めたもので、サイズ、形、硬さ、表面構造の違いにより多くの種類があります。

一般的には、最初の手術である乳房全切除術と同時あるいは切除手術の後に、胸の筋肉（大胸筋や前鋸筋）の下にエキスパンダーを挿入します **図1**。手術中と術後に数回に分けて、エキスパンダーの注入ポートから生理食塩水を注入します **図2**。

注入は細い注射針で行いますが、針を刺す際の痛みはほとんどありません。生理食塩水の注入後に圧迫感が生じる場合がありますが、数日で治ります。およそ6ヶ月から1年の期間に皮膚や胸の筋肉の下のスペースを拡張してから、乳房インプラントの入れ替えを行います **図3**。一次再建（後述）で初回手術後に抗がん剤治療や放射線治療が必要になった場合は、1～2年ほど乳房インプラントへの交換が

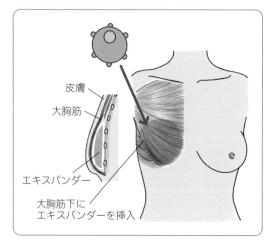

図1 エキスパンダーの挿入部位

皮膚
大胸筋
エキスパンダー
大胸筋下にエキスパンダーを挿入

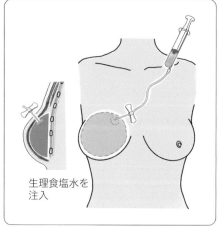

図2 エキスパンダーへの生理食塩水注入

生理食塩水を注入

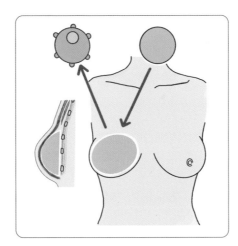

図3 乳房インプラントへの交換

遅れる可能性があります。

　乳房全切除術後に乳房の皮膚や皮下脂肪が厚く残っている場合や、広背筋弁など
の組織移植を併用する場合では、大胸筋の上（皮膚の下）にエキスパンダーを留置
して、後日に乳房インプラントに入れ替えるなど、手術を工夫することもできます。

　インプラントの皮下留置は一般的ではありませんが、倫理委員会を通して実施し
ている施設もあります。

一次再建と二次再建

　一次再建とは、乳房全切除術と同時に乳房再建を行う方法で、二次再建とは乳房
全切除術とは異なる時期にあらためて乳房再建手術を行う方法です。再建の意思が
決まっている場合、一度の手術で乳がんの切除とエキスパンダーの挿入を同時に行
えるのが一次再建の利点です。しかし、再建まで気持ちが回らない、乳がん治療に
専念したいなど、二次再建を選択する利点もあります。また、乳がんの状態によっ
ては一次再建が勧められない場合もあります。これらのことを考慮して、患者さん
ご自身、形成外科の担当医、乳腺外科の担当医で手術前によく話し合って、適した
手術時期を選択することをお勧めします。

一期再建と二期再建

　一期再建では、エキスパンダーを用いずに乳房インプラントを直接入れます。こ
れに対して二期再建では、エキスパンダーを用いて皮膚を拡張してから乳房インプ
ラントに入れ換えます。一般的にインプラント再建では、エキスパンダーを用いた
二期再建が行われています。特に乳房全切除術で乳房皮膚を切除する場合は、エキ
スパンダーを用いて皮膚を十分に伸ばす必要があります。また、乳房のアンダーラ
インである乳房下溝の作成など、乳房の細部をつくるためには二期再建の方が対
応しやすくなります。皮膚切除を伴わない乳がん手術では一期再建が可能ですが、
残った皮膚の状態などによっては困難な場合もあります。一期再建をご希望の方は
担当医にご相談ください。

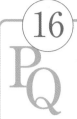

16 P Q 基礎疾患や既往歴がある場合でも、インプラント再建はできますか？

CQ6

☞

A インプラント再建は可能です。ただし、糖尿病、高血圧、高度肥満、喫煙歴、放射線治療歴などがある患者さんは、手術に伴う合併症のリスクが高くなる可能性が報告されています。

解 説　　インプラント再建は可能ですが、基礎疾患や既往歴、生活習慣などによっては、手術に伴う合併症が発生するリスクがわずかに高くなります。合併症のリスクを十分に検討した上で、手術の適応を判断する必要があります。インプラント再建を行う場合は、基礎疾患の治療もしっかり行いましょう。

🔍 感染への影響

エキスパンダーや乳房インプラント周囲の感染（化膿）のリスクは、糖尿病、放射線治療、喫煙、高度肥満などでわずかに高くなります。さらに、長期のステロイド投与歴やアトピー性皮膚炎による胸部皮膚の慢性的な炎症があると、感染のリスクが高くなる可能性があります。感染をきたした場合、抗生剤の投与やキズ口の洗浄処置を行いますが、治療が難しい場合はエキスパンダーや乳房インプラントをいったん取り除く必要が生じます。

🔍 被膜拘縮への影響

被膜拘縮（ひ　まくこうしゅく）は、乳房インプラント周囲にできる被膜とよばれる薄い膜が硬く縮むことで、乳房インプラント挿入後ある程度時間が経過してから生じることがあります。被膜拘縮をきたすと、乳房インプラントのしわや段差などの変形が生じます。高度な被膜拘縮では、胸部の圧迫感や痛みが生じる可能性があります。被膜拘縮の発生は、エキスパンダーや乳房インプラント挿入後の感染歴や放射線治療歴があると高くなります。

 memo

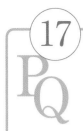

PQ 17 エキスパンダーや乳房インプラントの合併症について教えてください。

CQ16 CQ17

☞

A エキスパンダーや乳房インプラントを体内に留置することで、感染や被膜拘縮（こうしゅく）などの合併症が生じる可能性があります。また、ごくまれですがBIA-ALCL（☞コラム参照）といった乳房インプラント特有の合併症が生じることが報告されています。

解説

🔍 エキスパンダーおよび乳房インプラントの合併症

日本乳房オンコプラスティックサージャリー学会の2023年度の年次報告によると、感染（エキスパンダー2.9％、乳房インプラント1.5％）、術後出血・血腫・漿液腫（エキスパンダー2.3％、乳房インプラント1.2％）、皮膚壊死・創離開（そうりかい）（エキスパンダー4.7％、乳房インプラント0.9％）などの合併症が示されました。また、長期的には被膜拘縮などの変化が生じる可能性があります。

🔍 合併症の予防

医師の指示通りにキズの処置や管理、内服を行って、手術直後は安静に過ごすようにしましょう。また、糖尿病や免疫疾患、皮膚疾患などの持病のある方は、その治療もしっかりと行うことが大切です 図1。

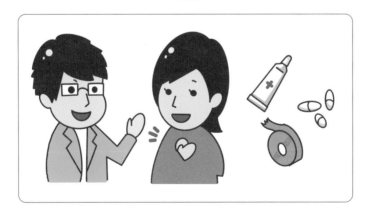

図1 基礎疾患の治療もしっかりやりましょう

🔍 感染の症状と対策

キズの周囲や再建乳房の赤み、創部からの排液の増加、悪化する痛み、発熱などがあれば、早めに病院へ連絡し受診の必要性について指示を仰いでください 図2。

感染が生じた場合、抗生剤の内服や点滴、創部の洗浄などを行います。改善しな

い場合はエキスパンダーや乳房インプラントの抜去が必要になります。抜去した場合、感染が治癒した後に再度再建は可能ですが、創部の状態によってはインプラント再建が難しくなる場合もあります。

🔍 血腫の症状と対策

手術直後は激しい運動を避けて安静に過ごすようにしましょう。ブレストバンドの使用などについては、医師の指示に従ってください。キズや乳房全体の急な腫れ（血腫）が生じたら、早めに受診してください。多くは手術後の早い時期に見られる合併症ですが、まれに手術後長く時間がたってから生じることがあります 図3 。

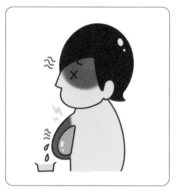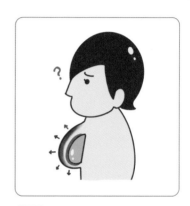

図2 感染の症状（赤み、腫れ、痛み）　　図3 血腫の症状（腫れ、違和感）

🔍 被膜拘縮の症状と対策

被膜拘縮（ひまくこうしゅく）とは、乳房インプラント周囲の被膜が縮んで硬くなることで、これにより乳房のしわやインプラント周囲の段差が生じることがあります。被膜の縮みや硬さの程度が強い場合、圧迫感や違和感の原因となり、追加手術を要する場合があります。手術直後に急に現れるものではありませんが、長く時間がたつと徐々に生じる可能性があります 図4 。

予防のために再建した乳房のマッサージをすることは、現在明確な根拠はありません。マッサージを行うか否かは担当医の指示に従ってください。

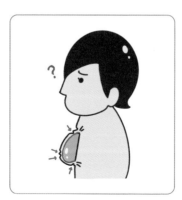

図4 被膜拘縮の症状（乳房の変形、しわ、硬さ、圧迫感）

BIA-ALCL（乳房インプラント関連未分化大細胞リンパ腫）

BIA-ALCL について

　乳房インプラント周囲の被膜に発生する可能性のある非常にまれな疾患で、悪性リンパ腫（白血球のうちリンパ球ががん化する病気）に分類されます。

原因

　表面がさらさら（テクスチャード）した乳房インプラントに発症すると考えられています。免疫反応の関与などが疑われていますが、はっきりしたことはわかっていません。

発症率

　表面が粗い凹凸の乳房インプラントでの発症率が高いとされ、2019 年に世界中で使用中止になりました。米国形成外科学会の報告によると、同インプラントを使用した患者さんの 2,200 ～ 3,300 人に 1 人の割合で BIA-ALCL が発症し、乳房インプラント挿入から発症までの平均期間は約 8 年です。日本ではこれまで 6 人の患者さんが発症（2024 年 5 月現在）していますが、いずれも軽快しています。

　現在保険適用となっている乳房インプラントは、BIA-ALCL の発症リスクが非常に低く、特に表面がなめらか（スムース）なタイプの乳房インプラントでの発症率は、ほぼゼロと考えられています。

症状

　初期症状は乳房の腫れ（特に、急速に乳房インプラント周囲の液体が溜まって乳房の形が変わる場合）としこり（乳房インプラント周囲の被膜の腫瘤）です。

対策

　乳房インプラントを使用している患者さんは、定期的な診察を受ける必要があります。必要に応じて超音波や MRI による検査を行います。BIA-ALCL が疑われる場合は、さらに詳しい検査を行います。

治療

　初期に発見した場合、乳房インプラントの抜去と周囲の被膜の切除により治癒しますが、進行している場合は抗がん剤治療が必要になります。

BIA-SCC について

　似たような合併症に、BIA-SCC（乳房インプラント関連扁平上皮がん）があります。詳細は明らかではありませんが、BIA-ALCL よりさらにまれで世界で 16 例（日本ではありません）が報告されています。

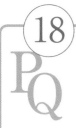

インプラント再建の放射線治療の影響について教えてください。

 CQ7 CQ8 CQ14

☞

A 放射線治療の影響は、インプラント再建のほうが自家組織再建より大きく、合併症が発生するリスクが高くなります。整容性にも影響するため、慎重に再建法を選択する必要があります。

解説 ○ **放射線治療の影響**

　放射線治療の影響で、インプラント再建での整容性の問題や合併症が生じやすくなることが報告されています。放射線治療後の早い時期のおもな有害な症状としては、皮膚の炎症（赤み、色素沈着、角質の脱落など）が挙げられます。遅い時期の有害な症状としては、乳房の皮膚が薄く弱くなったり、硬くなったり、乳房インプラント周囲の被膜が縮んだり硬くなること（被膜拘縮）などが挙げられます。それらの結果、エキスパンダーや乳房インプラントの露出や感染、再建した乳房の変形などが生じる可能性があります。

○ **放射線治療後の再建の場合**

　放射線治療後の二次再建（乳がん治療を終えた後に行う再建）や、乳房温存療法後の再発に対する乳房全切除術と再建では、放射線治療による影響が生じた部位に再建を行うことになります。皮膚がやわらかく放射線の影響が少ない場合は、比較的安全にインプラント再建を行うことができます。しかし放射線治療の影響が強く残っている場合は、エキスパンダーでの皮膚の伸びが悪くなります。また、皮膚を伸ばすことによる圧迫感や、エキスパンダーあるいは乳房インプラントの感染や露出が生じる可能性があります。放射線治療後の患者さんは、インプラント再建が可能か担当医にご相談ください。

○ **再建後の放射線治療の場合**

　放射線治療はエキスパンダーが入っている段階で行うよりも、乳房インプラントに交換後に行うほうが有害な症状が出る可能性は少ないと考えられています。また、エキスパンダーを入れている状態での放射線治療は、エキスパンダー内の金属板によって放射線の線量の精度に影響が及ぶことが指摘されています（治療効果への影響は確認されていません）。

　乳房全切除術後に放射線治療が必要な患者さんは、多くの場合抗がん剤治療も必要になります。手術後の抗がん剤治療を受けている間にエキスパンダーで十分皮膚

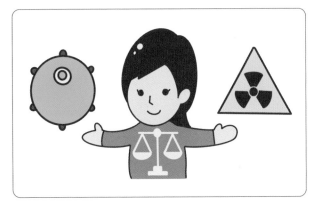

図1 放射線治療が必要な場合は最適な再建方法を検討しましょう

を伸ばすことができる場合は、放射線治療の前に乳房インプラントに入れ替えることが可能です。手術前に抗がん剤治療を終えている方は、手術から放射線治療までの期間が短く、エキスパンダーを入れた状態で放射線治療を行う可能性が高くなります。その場合、放射線治療中はエキスパンダーへの生理食塩水の追加注入はできません。放射線治療が終わって皮膚の状態が落ち着いたら、ゆっくり注入を行います。放射線治療が必要かどうかは、最終的には手術後の病理検査の結果で決まりますが、手術前に放射線治療を行うことが決まっている場合は、二次再建（乳がん治療を終えた後に行う再建）や自家組織再建への変更が望ましい場合があります。

　乳がんの状態や手術の状況によっては、放射線治療は治療効果に影響を与える大切な治療となります。乳房再建と両立するために、担当医に相談して最適な方法を考えましょう **図1**。

memo

放射線治療後の皮膚について考える

放射線治療による皮膚の変化

　放射線治療を受けた皮膚は、毛のう・皮脂腺・汗腺がダメージを受けます
図1 。乳がん手術後に受ける放射線治療の線量では、体毛が抜け、皮脂腺や汗
腺は縮みます。時間の経過とともにドライスキン状態になります。

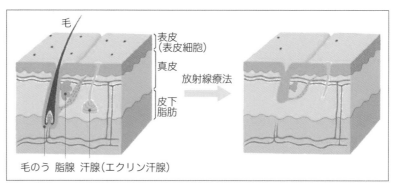

図1 放射線治療後の皮膚の変化
　　（『乳がんの放射線療法におけるスキンケアについて』より引用）

　エクリン汗腺は、体温調節・保湿作用・感染防御などの作用がありますが、こ
の部分の働きが落ちると皮膚を守る力が低下するため、外からの刺激に弱くなっ
てきます 図2 。

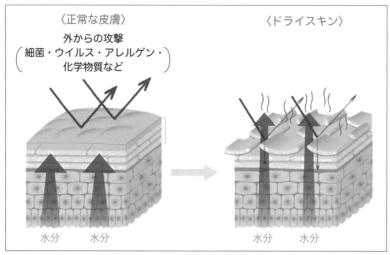

図2 ドライスキンの状態
　　（『乳がんの放射線療法におけるスキンケアについて』より引用）

このような皮膚の状態を理解して、適切なスキンケアを継続的に行うことが放射線治療後の皮膚を守るために大切なことになります。特に、乳房再建を受けられる方で、放射線治療を行う場合には、トラブルを避けるために保湿を中心としたスキンケアは必要です。

保湿

　放射線治療中〜終了後1ヶ月程度は、放射線治療の担当医に相談し、皮膚炎の程度に合わせた外用剤をこまめに塗り、できるだけ早期に炎症を回復させましょう。

　1ヶ月経過すると多くの皮膚炎は回復し、乾燥してきますので、外用剤（ヘパリン類似物質製剤）を使用します。ヘパリン類似物質製剤には、持続性のある高い保湿効果があり、血行促進作用、皮脂欠乏などの諸症状の改善、ケロイドの予防などが期待されます。外用剤は1日2回、朝と夜の入浴後に使用することにより保湿力が上がります。また入浴後は直後に使用することをお勧めします（入浴後1分後と60分後の使用を比較すると、早いほうが2週間後の肌の水分量に違いが見られたという報告があります）。

　照射後の皮膚の状態によっては、外用剤が合わないこともあるので、何か問題がある時には我慢せずに担当医に相談してください。

memo

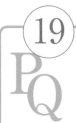

Q エキスパンダー挿入術とはどのようなものか教えてください。

19

CQ18　CQ19

A 乳房の皮膚を伸ばすために、エキスパンダーとよばれる生理食塩水で膨らませる仮のインプラントを大胸筋下に挿入する手術です。乳がん手術時の皮膚切開から行います。

解 説　　乳房再建に用いるエキスパンダーは乳房再建専用に開発されたもので、乳房の大きさに合わせて様々なサイズがあります。エキスパンダーには、磁性体を含む金属が使用されているものと使用されていないものがあります。磁性体（注入ポートの素材に磁石を含む金属）を含むエキスパンダーは、留置中の MRI は禁止ですが乳房インプラントに交換後は問題ありません。

🔍 挿入する場所

　　通常は胸の筋肉（大胸筋や前鋸筋）の下に挿入します **図1**。筋肉の下に挿入することで、エキスパンダーを血流のよい厚い組織で守ることができます。乳房の皮膚の厚みが十分残っている場合や、自家組織再建の二期再建としてエキスパンダーを併用する場合などでは、筋肉の上（皮膚の下）にエキスパンダーを挿入することもあります。

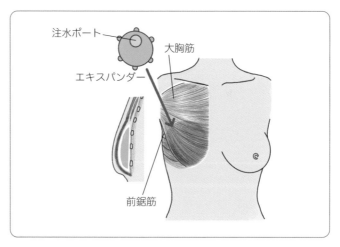

図1 エキスパンダーを挿入する場所
一般的にエキスパンダーは胸の筋肉の下に挿入します.

手術時間と入院期間

　エキスパンダー挿入手術は1〜2時間程度です。一次再建の場合は、乳房全切除術とセンチネルリンパ節生検術の時間にエキスパンダー挿入手術の時間が追加されます。乳がん手術とは別の日に行う二次再建の場合は、エキスパンダー挿入手術のみとなりますが、麻酔の準備と覚醒、消毒などの時間を含めると手術室に入ってから出るまではさらに1時間ほどかかります。通常は全身麻酔で行われます。

　一次再建、二次再建ともドレーンとよばれる術後の出血や浸出液を吸引する管を留置しますが、退院時には抜去しています。シャワー浴は医療施設の方針により、手術翌日から開始する場合やドレーン抜去後からとするなど様々です。入院期間は数日から1週間程度です。これらは患者さんの状態や医療施設の方針などによって異なります。

術後の痛み

　一次再建では、乳房全切除術による痛みがありますが、エキスパンダーを挿入することにより追加される痛みはそれほど大きくありません。通常は手術翌日から歩行や食事ができるようになります。二次再建は、乳房全切除術が終わっているために一次再建より負担が少ない傾向があります。しかし、痛みの感じ方は患者さんそれぞれですので、鎮痛剤を使いながら経過を見ていただきます。

社会復帰までの期間

　手術後およそ1週間で日常生活に支障をきたさない状態に回復することが多いですが、患者さんの体力、手術の内容などにより異なります。事務作業、軽作業への復帰は手術後1〜2週間程度、重い物を持ったりする作業や軽い運動（ヨガなど）は手術後4週間程度が目安となります。ゴルフやテニスなど激しい運動は、3ヶ月程度控えて下さい。これらは患者さんの体力、術後経過、仕事の内容などにより個人差があります。担当医とよく相談して無理のない復帰計画を立てることをお勧めします。

memo

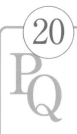

Q20 エキスパンダーを入れておく期間や、注入回数について教えてください。

およそ6ヶ月から1年の期間、皮膚を十分に拡張してから、乳房インプラントに入れ替えます。通常、数週ごとに生理食塩水を注入します。エキスパンダーを入れた状態で抗がん剤治療や放射線治療を行う場合は、症状や所見を見ながらゆっくり拡張します。

解説

エキスパンダーを入れておく期間

エキスパンダーを入れておく期間は通常6ヶ月から1年程度ですが、患者さんの症状、術後治療、ご都合などによって様々です。術後抗がん剤治療が必要な患者さんは、副作用の症状を見ながら治療と並行して拡張しますので、1年以上かかる場合があります。放射線治療後に再建を行う場合や、エキスパンダー挿入中に放射線治療を行う場合は、ゆっくり拡張する必要があるので1～2年を要する可能性があります。エキスパンダー挿入中に放射線治療を行う場合は、治療中の拡張は行いません。

注入量と間隔

注入はエキスパンダー挿入手術のキズが安定してから開始します。1回あたりの注入量は数十ccです。注入は注射針で行いますが、皮膚の感覚が鈍くなっているので針を刺す際の痛みはほとんどありません 図1 。入れすぎによる痛みが生じな

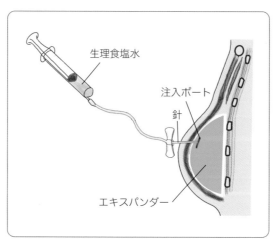

生理食塩水

注入ポート

針

エキスパンダー

図1 エキスパンダーへの生理食塩水の注入

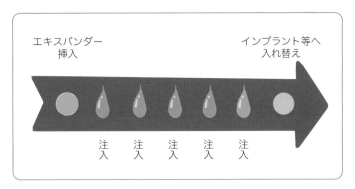

図2 注入のスケジュールは担当医と相談しましょう

い範囲で注入しますが、注入直後に圧迫感が生じる場合があります（数日で治まります）。

注入間隔は数週おきで、注入回数は2～3回の場合もあれば10回ぐらい必要な場合もあります。注入量や注入間隔、注入回数は、乳房のサイズや皮膚の切除量によって様々です。注入はご都合がよいタイミングでできますので、日程は担当医とご相談ください **図2**。

🔍 エキスパンダーから乳房インプラントへ入れ替える時期

術後の皮膚の収縮を防ぐために、入れる予定の乳房インプラントよりもやや大きめにエキスパンダーを膨らませます。目標とした注入量に達した後、皮膚が安定化してやわらかくなるのを待つため、しばらくの期間（1～6ヶ月）を空けてから乳房インプラントに入れ替えます。

📝 **memo**

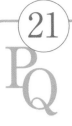

Q21 エキスパンダーを入れています。日常生活でどのようなことに気をつけるとよいでしょうか？

A キズが落ち着き、痛みがなければ日常生活において禁止していることはありませんが、胸部への過度な衝撃は、エキスパンダー破損の原因になるため避けましょう。位置がおかしかったり、極度の違和感や赤くなっていたりなどの症状があれば、すぐに医師に相談するようにしてください。

解説

リハビリ、運動などはいつからどの程度可能か

手術直後やドレーンの挿入中は、出血の危険やドレーンへの排液の増加の危険があるため上肢の運動を控えましょう。ドレーン抜去後からは痛みに応じて上肢の運動は可能です。日常生活上の制約はありません。医療施設ごとに多少の違いがあり、ドレーン留置中より医師の指示のもとにリハビリを開始する医療施設もあるので担当医と相談ください。キズが落ち着いていれば、軽いヨガなどの運動はおおよそ術後4週後程度からは可能です。ゴルフやテニスなどのスポーツは3ヶ月程度からは可能です。その際、下着やブレストバンド（固定用バンド）などを装着してエキスパンダーに運動時の衝撃が響かないようにするとよいでしょう。ただし、武道や競技者間の接触のある競技などで胸部を強く打撲するような運動は避けてください。運動する際は下着やブレストバンドなどを装着することで動いた際の振動や痛みを和らげることができます。エキスパンダー挿入の位置によっては下着やブレストバンドの着用に制限が生じることがあるので、その場合は担当医と相談ください。胸部をぶつけたり押し付けたりなど、過度な衝撃や圧迫はエキスパンダーが破損する原因となりうるため避けましょう。

お子さんとのスキンシップは退院後いつでも問題ありません。お子さんがぶつかってきて衝撃を受けることがあることを想定し、可能な範囲で注意しましょう。

仕事の開始時期

軽作業の仕事であれば退院後ご自身のタイミングで可能です。痛みがなければ重いものを持つ仕事は術後2〜4週程度から可能です。

うつぶせ寝や横向き寝

一時的にうつぶせや横向きになることはできますが、長時間エキスパンダーが圧迫されるような刺激が続くと、破損の原因となりえます。体重や腕で押すことでエキスパンダーに力が加わることは避けるようにしてください。うつぶせの状態で背

面のマッサージを受ける際は乳房の上下に枕を当てるなどしてエキスパンダーが直接押しつぶされないようにしてください。挿入後の状態により制限が変わることがありますので担当医と相談ください。

入浴

シャワー浴は早ければ翌日から可能な場合もありますが、医療施設ごとに違いがあるので担当医の指示を守ってください。湯船につかることは、ドレーン抜去後に可能となることが多いですが、キズの状態によるので担当医に確認してからにしましょう。

下着やブレストバンド（固定用バンド）

エキスパンダー挿入中のブレストバンド（固定用バンド）の使用は必須ではありませんが、ブレストバンドや下着などで再建部位の安静のための固定として使用することが推奨されています。エキスパンダーの位置によっては下着の工夫が必要な場合があるので、担当医と相談してください。手術直後は手術部位が腫れるので、やわらかい下着が好ましく、ワイヤー入りブラジャーなどは再建乳房にくい込み痕<ruby>痕<rt>あと</rt></ruby>が残ることがあり、避けたほうがよいでしょう。布地の素材や継ぎ目がやわらかいものが推奨されています。エキスパンダー挿入後は乳房サイズが拡張により大きく変化していくため伸縮性のあるものが便利です。状態によっては、乳房全体をやさしくホールドできる下着がよい場合もあるので、担当医や専門看護師（ブレストケアナース）に相談しましょう。

エキスパンダーのカード

エキスパンダー挿入中は医療施設で渡されたエキスパンダーカードの所持をお願いします。他の医療施設受診の際には、エキスパンダーが体内に留置中であること伝えるとともにカードを提示しましょう。

インプラントへの交換後も体内に過去に留置された製品の記録ですのでBIA-ALCL（☞コラム参照）などの合併症の発症リスクを知る上でも捨てずに保管をお願いします。

飛行機や空港の保安検査

エキスパンダー挿入中の飛行機の搭乗は可能です。搭乗時の保安検査がご心配の場合は、日本乳房インプラスティックサージャリー学会にて作成した「保安検査の手紙」を担当医に依頼することができます。

エキスパンダー挿入中の MRI 検査

内部に磁石を含む金属が使用されているエキスパンダー挿入中の MRI は禁止です。現在日本で使用できるエキスパンダーのうち、ナトレル（アッヴィ合同会社ア

ラガン・エステティックス)のエキスパンダーは MRI の撮影はできません。モティバ(エスタブリッシュメント・ラボ社)のエキスパンダーは MRI の撮影は可能です。

　ご自身の意識外で MRI を撮影されてしまうことを避けるために、エキスパンダーのカードは見つけやすいところに保管して、必要時には携帯するようにしてください。

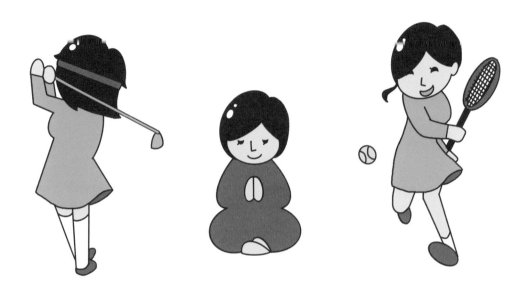

memo

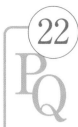

Q22 エキスパンダーを入れた後の違和感や他の症状について教えてください。

CQ16

A 個人差は大きいですが、大胸筋の下にエキスパンダーを挿入するため違和感や圧迫感を覚えることがあります。エキスパンダーの拡張時に痛みを感じる場合があります。エキスパンダーの拡張時の痛みが強い場合は1回の拡張量や拡張の間隔を空けることで症状を緩和させることもできます。

多くの場合は痛み止めのお薬を服用することでコントロール可能ですが、まれに痛みが長引く場合があります。

解 説

一次再建でエキスパンダーを挿入した場合の症状

一次再建では乳房全切除術に加えて大胸筋の下にエキスパンダーを挿入するため、再建しない場合よりも術後の痛みは強く感じます。日常の動作に伴い痛みを感じることもありますが、下着やブレストバンド（固定用バンド）でエキスパンダー挿入部位をサポートすることで痛みを緩和させることができます。エキスパンダーを拡張する時に痛みを感じる場合は、1回あたりの生理食塩水の注入量を少なくしたり、拡張と拡張の間隔を空けたりすることで痛みを軽減させることができます。痛み止めのお薬を服用することでコントロールできることがほとんどです。

二次再建でエキスパンダーを挿入した場合の症状

二次再建では胸部のキズあとをもう一度切開して、大胸筋の下にエキスパンダーを挿入するため、乳房全切除術のみを行った場合と比較すると痛みを感じる可能性がありますが、手術時や手術終了後の痛み止めを適切に使用することでコントロールできることがほとんどです。術後の下着やブレストバンド（固定用バンド）の使用は痛みの軽減に有用です。エキスパンダーを拡張し始めてからの症状については一次再建の場合と同様です。

インプラントに入れ替えた後の痛みや圧迫感

エキスパンダーに生理食塩水を注入して拡張した際に痛みが強くなる場合は、インプラントに入れ替えることで痛みが軽減する可能性が大きいです。エキスパンダーの拡張時とは関係なく、常に圧迫感や違和感がある場合は入れ替えの後も続くことがあります。

通常、エキスパンダーをのちに入れ替える乳房インプラントより大きく拡張するため、入れ替えにより症状は和らぎます。インプラント留置そのものによる違和感

は残りますが、時間経過とともに気にならなくなる場合が多いです。

　放射線治療後などでは圧迫感や違和感が続くことがあります。

　また、乳房再建をした場合に限ったことではありませんが、乳がんの手術後に乳房、腋窩、上腕内側に痛みやしびれが長引くことがあり、これは神経障害に関連した痛みの症状といわれています。手術後に長引く痛みを感じ、違和感が残って日常生活に差し支えるようであれば、まずは担当医や看護師に相談して、ペインクリニックなどを紹介してもらうのがよいかもしれません。

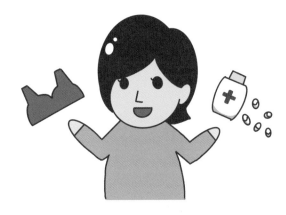

memo

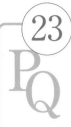

PQ 23 乳房インプラントの選択はどのようにして決めますか？

A 現在、保険適用下で使用できる乳房インプラントには、形状としておわん型の「ラウンド」、しずく型の「アナトミカル」の２種類があります。表面性状には、ざらざらとした「テクスチャード」とつるつるとした「スムーズ」の２種類があります。アナトミカルは「テクスチャード」のみ、ラウンドには「テクスチャード」と「スムーズ」の２種類があります。年齢、体型、乳房形態など個々の希望やボディーイメージなどをふまえて適した乳房インプラントを決定します。

解説 🔍 **乳房インプラントのメーカー、種類、特徴**

　現在保険診療下で使用できる乳房インプラントのメーカーはナトレル（アッヴィ合同会社アラガン・エステティックス）、シエントラ（タイガーエステティックス・メディカル合同会社）、モティバ（エスタブリッシュメント・ラボ社）の３社があります（2024年５月現在）**図1**。それぞれ以下の特徴があります。

①ナトレル（アッヴィ合同会社アラガン・エステティックス）：表面性状がつるつるなタイプ（スムーズ）で、形状はすべてラウンド型（おわん型）です。乳房の上方にもボリュームのある形に適しています。挿入している部位で回転しても形状が変わらないため、術後の回転による変形の心配がありません。また、BIA-ALCL（☞コラム参照）の発生については、スムーズタイプ単独の挿入例では報告されていません。

②シエントラ（タイガーエステティックス・メディカル合同会社）：表面性状は浅い凹凸を持ったざらざらのタイプ（テクスチャード）で、形状はアナトミカル型（しずく型）があります。下方にボリュームがあり、乳房の自然な形状に近いとされています。術後インプラントが回転すると、乳房形態が変化してしまうため、術後管理などに注意が必要です。BIA-ALCLの発生率はゼロではありませんが、2019年以前に用いられていたテクスチャードタイプと比較するとかなり低い発生率となっています。

　小さめのサイズはラウンド型（おわん型）で、性状はスムーズとテクスチャード両方あります。

③モティバ（エスタブリッシュメント・ラボ社）：ラウンド形状で、表面に凸凹がありますが、きわめて浅い凸凹のため、スムーズタイプに分類されます。BIA-ALCLの発生については、リスクは限りなく低いといえます。

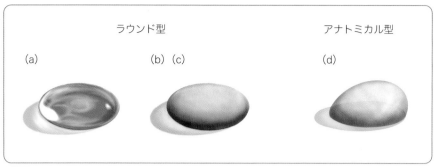

ラウンド型 アナトミカル型

(a) (b) (c) (d)

図1 インプラント各種
(a) ナトレル「ラウンド」「スムーズ」、(b) モティバ「ラウンド」「スムーズ」、(c) シエント
ラ「ラウンド」「テクスチャード」、(d) シエントラ「アナトミカル」「テクスチャード」

医師の乳房インプラント選択の違い

　乳房インプラント挿入は、日本オンコプラスティックサージャリー学会が規定する審査を経て認可された医療施設で、資格を有した医師のみが実施可能となっています。ただし、乳房インプラントの選択については、様々な要因を総合的に判断するため、各医師、医療施設によって選ぶ基準に多少の違いがあります。

ラウンド型とアナトミカル型の選択

　一般的にラウンド型はおわん型で乳房の上方にもややボリュームがでます。アナトミカルはしずく型で下方によりボリュームがある形態に仕上がります。個々の乳房形態、サイズ、下垂の有無、皮膚の状態、体型などを総合的に勘案し、最適な乳房インプラントの形態を決定します。

　スムーズタイプ（主にラウンド型）はBIA-ALCLの発生報告がほぼゼロで、テクスチャードタイプ（主にアナトミカル型）と比較して、発生リスクが低くなります。これらも選ぶ時の判断材料となります。

両側再建の場合の乳房インプラント選択

　両側再建の場合、乳房インプラントのサイズは患者さんの希望に沿うことができます。術前より大きくすることは可能ですが、皮膚の質感、しなやかさなどの要因により、サイズアップの程度は個人差があります。皮膚の緊張が強くなりすぎると乳房インプラントの形態にも影響を与えるため、エキスパンダーの拡張にも限界があります。拡張していく中で、医師と相談しながらサイズを決めるとよいでしょう。

乳房が小さく乳房インプラントのサイズがない場合

　現在100ccほどの乳房インプラントから使用可能となっています。それよりも小さいためにサイズがなくても、多少の左右差は出てしまいますが再建自体は可能です。健側の豊胸をすることでバランスをとることも可能ですが、自費診療となります。

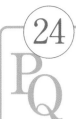

Q24 乳房インプラントへの交換手術について教えてください。

A 一般的にエキスパンダーから乳房インプラントへの入れ替えの手術は全身麻酔で行われます。手術時間は片側であれば1〜2時間ほどです。ドレーンとよばれる、術後のキズ口からの出血や浸出液を排出するための管を、1〜2本挿入することが多いです。
入院か日帰りかは医療施設により異なります。入院する場合は医療施設の方針により様々ですが、2日〜2週間程度の入院期間となります。

解説　エキスパンダー同様乳房インプラントも皮膚表面への露出を避けるため大胸筋下に挿入することが推奨されます **図1**。特殊なケースで大胸筋上に挿入した場合、被膜拘縮が発生する頻度が高いと報告されています。

🔍 手術時間、手術内容、入院期間

　乳房インプラントの入れ替え手術は1〜2時間程度です。通常は全身麻酔で行われます。エキスパンダーを取り出した後、必要に応じて位置の修正のためにエキスパンダー周囲にできた被膜組織に切開を加えたり、縫い縮めたりして、形態を可能な限り整えます。できたスペースに乳房インプラントを挿入します **図1**。挿入部には、ドレーンという術後の出血を吸引する管を留置しますが、退院前に抜去します。シャワー浴は、翌日より可能な医療施設もありますが、医療施設ごとに異なるので担当医に相談してください。入院期間は数日から2週間程度ですが、クリニックなどでは日帰り手術の場合もあります。これらは患者さんの状態や医療施設の方針などによって異なります。

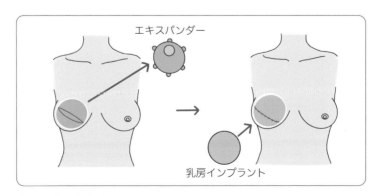

エキスパンダー

乳房インプラント

図1 入れ替え手術の略図

術後の痛み

　エキスパンダー挿入手術より、痛みが少ないことが多いです。ただし、エキスパンダーの挿入位置により、修正する部位や修正方法によっては痛みが出ることがありますので、適宜、痛み止めを使用することをお勧めします。

社会復帰までの期間

　乳房インプラントへの交換手術後およそ1週間で日常生活に支障をきたさない状態に回復することがほとんどですが、患者さんの体力、手術の内容などにより異なります。事務作業、軽作業への復帰は手術後1～2週間程度、重い物を持ったりする作業や軽い運動（ヨガなど）は手術後3～4週間程度が目安となります。ゴルフやテニスなど激しい運動は3ヶ月程度控えて下さい。これらは患者さんの体力、術後経過、仕事の内容などにより個人差があります。担当医とよく相談して無理のない復帰計画を立てることをお勧めします。

　お子さんとのスキンシップは退院後いつでも問題ありません。お子さんが勢いよく抱きついてきて衝撃を受けることなども想定して、可能な範囲で注意してください。

memo

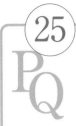

Q25 乳房インプラントできれいな乳房をつくるために、どのような方法がありますか？

A 乳房インプラントのみできれいな乳房を再建できることもありますが、さらに形を整える方法として、乳房インプラントに脂肪注入や自家組織を組み合わせる方法があります。また、より左右対称となるように、再建した乳房に合わせて反対の乳房の大きさや形を整える手術があります。

解説

○ エキスパンダーと乳房インプラントへの入れ替え

乳房インプラントできれいな乳房を再建するためには、エキスパンダーを正しい位置に置き、適切な大きさに拡張することが重要になります。乳房インプラントを入れ替えた後も、位置がずれたり回転することがないように注意が必要です。術後の安静や乳房インプラントの位置を固定するブレストバンドの使用など、担当医の指示に従いましょう。

○ 乳房インプラントと脂肪注入の組み合わせ

乳房全切除の際に皮下脂肪が広く切除される場合、乳房インプラントのみの再建では乳房の凹凸が目立ったり、リップリング（乳房インプラント上の皮膚に不自然なしわがよったり、触るとペコペコと異物感がわかるようになること）などの問題を生じることがあります。脂肪注入により皮下脂肪を厚くすることでこれらの問題を改善し、なだらかな形状や、触った時のやわらかさ、温かさを取り戻すことができます　**図1**。

脂肪注入は 2023 年時点では保険適用外のため、原則的には乳房インプラント挿入後しばらくたって行います。また、必要に応じて数回に分けて行います。ただし、

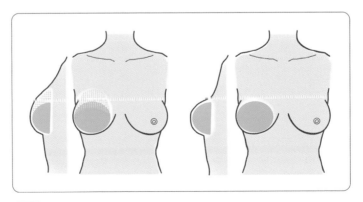

図1 脂肪注入との組み合わせ

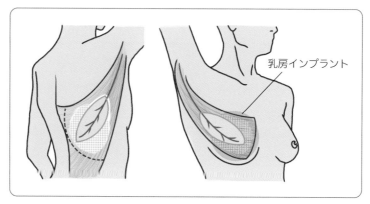

図2 乳房インプラント広背筋皮弁との組み合わせ

やせている方は脂肪を採取できる量に限りがあるため、適応については担当医にご相談下さい。

乳房インプラントと自家組織の組み合わせ

乳房インプラントと組み合わせる自家組織として代表的なものに、広背筋皮弁があります **図2**。

乳房インプラントのみの再建と比較した利点は、厚みのある血流のよい自家組織で乳房インプラントを包むため、乳房インプラントが露出しにくいこと、乳房のやわらかさや温かさなど触った質感がよくなること、乳房インプラントそのものの形が外観に浮き出にくくなることなどが挙げられます。また、乳房インプラントのみでの再建と違い、大胸筋の上に乳房インプラントを挿入することができるため疼痛や違和感が少なく、皮膚を再建に用いることができるため乳房全切除術の際に皮膚切除を伴っていても一期再建が可能となります。一方、自家組織を組み合わせた場合の欠点としては、ドナーサイト（移植する組織を採取する部分）に新しいキズができること、手術時間や入院期間が長くなることなどが挙げられます。

乳がんではない側の乳房の大きさや形を整える方法

より左右対称となるように、再建した乳房に合わせて、反対の乳房を小さくする乳房縮小術、大きくする豊胸術、下垂した乳房を吊り上げる乳房固定術があります。

乳房縮小術は、縮小の程度に応じて様々な手術方法があります。方法によっては、術後も授乳が可能で、乳頭の感覚も温存することができます。豊胸術には、脂肪注入による方法、自家組織による方法、人工物による方法などがあります。乳房固定術は、乳輪乳頭の位置を頭側（上側）へ移動させ、下垂した乳房を吊り上げる方法です。いずれの手術方法でも、合併症として感染、血腫などがあり、方法によっては皮膚壊死や乳頭壊死のリスクを伴います。また、これらの手術の多くは自費診療となります。患者さんのご希望に沿った方法を考えていくために、担当医へご相談下さい。

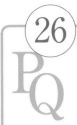

Q26 乳房インプラントを入れた後の違和感や他の症状について教えてください。

CQ16

A 乳房インプラントを入れた後に体の冷えや、乳房の硬さ、痛み、しびれ、不快感などを感じる場合があります。症状の出方や、その程度、持続期間は患者さんにより様々です。

解 説　人工物である乳房インプラントによる再建では、ある程度の違和感は必ず生じます。時間経過とともに違和感は和らぎ、多くの患者さんは快適に過ごしていますが、患者さんそれぞれの症状の感じ方、とらえ方やその程度、持続期間は一様ではありません。術後気になる症状が現れた場合は、担当医や医療スタッフへ遠慮なくご相談下さい。

冷感

　乳房インプラントは血流を持たないため乳房を冷たく感じ、それが違和感となる場合があります。外気の影響を受けやすいため夏よりも冬に冷たいと感じることが多く、皮下脂肪の厚みや乳房インプラントそのものの大きさも影響しているようです **図1**。再建後の乳房は感覚が鈍いため、携帯カイロを使用する際は低温熱傷とならないよう注意しましょう。

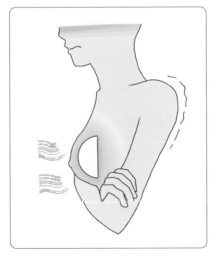

図1 乳房インプラントを入れた後の違和感のイメージ
シリコンには血流が流れていないので、外気が冷たいとシリコンのまわりも冷たく感じます。

感覚の異常

再建の有無に関わらず、乳がんの手術の影響で皮膚の感覚がなくなったり鈍くなったりする部位があります。乳房インプラント自体にも感覚がないため、腕と乳房が当たる時などに違和感や不快感を生じる場合があります。

硬さ

乳房インプラントの種類にもよりますが、乳房の硬さが気になる場合があります。

圧迫感

乳房インプラントを大胸筋の下（肋骨の上）に入れることにより圧迫感を生じることがあります。また、長期経過後に強い被膜拘縮が生じると、圧迫感や痛みを感じる場合があります（☞ PQ17 参照)。

memo

_____

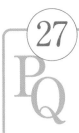

PQ 27 乳房インプラントへの入れ替え手術後の生活で気をつけることはありますか？

CQ16

A 日常生活では、乳房インプラントが強い圧迫や衝撃を受けないように気をつけてください。乳房インプラントが良好な位置に留まるように、ブレストバンドの装着が必要となることがありますが、患者さんにより状態が異なりますので、担当医にご相談ください。

解説

 ○ 術後の安静度

　退院後の仕事やスポーツについては、患者さんの状態によって異なりますので、手術後に詳細を担当医にご相談ください。目安としては、軽い運動は術後1ヶ月、本格的な運動は術後3ヶ月から可能です。

　乳房インプラントを頻回に圧迫することは破損のリスクにつながりますので、うつ伏せで長時間寝ることは控えてください。横向きに寝て乳房インプラントが押しつぶされる姿勢も術後6ヶ月は控えてください。また、うつ伏せの状態で背面のマッサージも術後6ヶ月以降からは受けてかまいませんが、受ける際は乳房インプラントが圧迫されないように周りにやわらかいクッションを敷くなど、留意して行ってください。お子さんとのスキンシップなどは特に問題ありません。

○ ブレストバンド固定

　乳房インプラント挿入手術後は、乳房インプラントがよい位置に留まるよう、乳房の上側やアンダーラインの下にブレストバンドの装着を行うことがあります。ブレストバンド装着の必要性、装着期間については、形成外科の担当医の指示に従ってください。

○ 乳房インプラント挿入部

　医療施設での検診もありますが、乳房インプラント挿入部に赤み、腫れ、しこり、痛みなどの異常がないか、ご自身でも定期的に観察してください。小さなキズから乳房インプラント感染に至ることもありますので、乳房インプラント挿入部の皮膚にキズができないように注意してください。ご自身で異常を認めた場合は、早めに形成外科外来を受診してください。担当医から乳房インプラント挿入部のマッサージを指示された場合は、指示通りに行ってください。

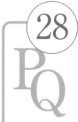

乳房インプラントの検診と将来の交換について教えてください。

CQ16

A 乳房インプラント再建後は、乳房インプラントが入っている限り、定期的な検診が必要となります。担当医の指示通りに検診を受けましょう。乳房インプラントの破損がなければ交換は不要ですが、変形や疼痛など症状があれば、担当医とご相談ください。

解説

 ## 乳房インプラント検診

　破損や異常は、軽微であればご自身で自覚されることは少ないので、乳房インプラント検診を必ず受診してください。通常は1年に1回程度、超音波検査による検診を行うことが多いですが、状態によっては検診間隔が短くなったり、追加の画像検査（MRIやCT）が必要となることがあります。

　乳房インプラント挿入部に赤み、腫れ、しこり、痛みなどの異常を自覚された場合は、次回の検診日を待たずに形成外科外来を受診してください。乳がん検診に関しては、乳房インプラント検診とは別に、乳腺外科担当医の指示通りに受診してください。

乳房インプラントの耐久性

　乳房インプラントの耐久性は、治療内容や患者さんの生活スタイルにより異なります。また、手術後の経過が長いほど、乳房インプラントの破損だけでなく、被膜拘縮やそれに伴う乳房変形の頻度が高くなります。気になる症状があれば担当医にご相談ください。

乳房インプラント抜去・入れ替え

　乳房インプラントの破損があれば新しい乳房インプラントへの入れ替えや、自家組織再建や脂肪注入への切り替えを提案します。

　破損がない乳房インプラントを入れ替える場合や、手術に脂肪注入を使用する場合は自費診療となることがありますので、手術を受ける病院で詳細をご相談ください。

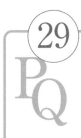

Q 29 人工物再建後に気になる箇所があります。修正手術は可能ですか？

A 再建手術直後の腫れや皮膚の凸凹は1年程度かけてゆっくり変化していき、より自然な状態へと改善していきます。
エキスパンダーが入っていた時の位置等を修正してインプラント再建を行った後は、長い時間をかけて元に戻ろうとする変化や、胸部の筋肉の動きに伴う乳房インプラントの位置や形状の変化も起こりえます。下着の装着により位置が変化することもあります。
気になる部分がある場合は、今後どのような変化が予想されるのか、修正可能かどうかを担当医に相談し、可能であれば修正手術を検討してください。

解説

手術のキズのひきつれや目立つキズあと

　術後の腫れや張り感は術後1〜3ヶ月で改善し、1年程度ゆっくりと変化していきます。キズあとは術後3ヶ月程度は赤みが続き、術後6ヶ月から1年程度かけて薄くなります。体質によりキズあとが盛り上がることがあります。

　お薬を使う保存的治療としてステロイドの貼付剤や局所注射等がありますが、効果が乏しい場合は、手術でひきつれを解除する方法やキズあとを修正する方法があります。ただし修正手術後に再度ひきつれを起こしたり、目立つキズあとになる場合もあります。

被膜拘縮（ひまくこうしゅく）

　人体にとって乳房インプラントは異物であり、周りには被膜ができます。被膜が薄い場合は、見た目や手触りに変化はありませんが、その被膜に重度の拘縮（硬く縮む状態）が起こると形態が不自然になり、違和感や痛みを感じる場合があります。

　被膜拘縮で硬くなった皮膚やしわなどは、被膜を取り除くことや切り込みを入れたりして拘縮を解除することによって、改善は見込めますが、完全に解消することは難しい場合もあります。

　自家組織再建に置き換えた場合、拘縮感が改善されることもあります。

形態の左右差

インプラント再建はオーダメイドの乳房インプラントを挿入できるわけではなく、既存のサイズの中からの選択となります。そのため健側と同じ大きさ、形態、下垂感などを表現することは難しいです。また乳がん手術の状況で、部分的な陥没やふくらみが生じることもあります。部分的な組織不足による陥没に対しては、脂肪注入により組織不足を補う修正方法はありますが、2024年5月時点では脂肪注入は自費診療となっています。詳しくは「脂肪注入」の項目を参照ください。

術後の浮腫や腫れによる違和感

乳がん手術によりリンパの流れが停滞気味になり、一時的なむくみや腫れが現れることがあります。数ヶ月で改善していくことが多いですが、腋窩リンパ節の郭清を受けた方はむくみが長引くことがあります。リンパ浮腫の治療に用いられる医学的なリンパドレナージなどの対処方法があります。

再建乳房の外側の張りや、サイズや位置の違い

術後1年経過時点でも乳房の外側に腕が当たることの違和感やインプラント位置やサイズが反対側と比べて明らかに違う場合は、位置修正やサイズの変更を含め手術を検討する選択肢もあるので、担当医とよく相談してください。

修正手術の費用

再建手術後の修正に関しては、保険適用の術式と自費診療になる術式があります。気になっていることがあれば、形成外科の担当医とよく相談し費用対効果を考え、ご自身にとってよりよい修正法を選びましょう。

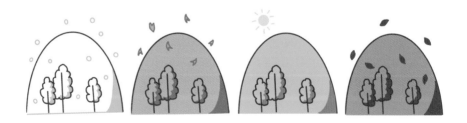

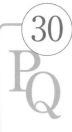

PQ 30 インプラント再建で乳房形態を維持するためにすべきことや下着の選び方について教えてください。

術後早期は、キズの安静や乳房インプラントを良好な位置に保持するために、ブレストバンドや下着による固定が効果的な場合があります。固定方法や勧められる下着は、個々の状況によって異なることがありますので、担当医の指示に従いましょう。形態が安定する術後 6 ヶ月以降は、基本的には制限はありません。サイズが合っていて着心地がよいものを選びましょう。

解 説 🔍 術後のケア

　乳房インプラントやエキスパンダーのような人工物の周囲には、被膜とよばれる膜が形成されます。術後半年程度は、良好な位置に被膜ができるようインプラントの位置を固定しておく必要があり、ブレストバンドや下着を適切に着用することが勧められます 図1 。

　また、インプラントは、通常、大胸筋の下に挿入されるため、大胸筋の動きによりインプラントの回転や位置異常をきたす可能性もあります。術後早期は、大胸筋を使う過度な運動は控えることが勧められます（☞ PQ27 参照）

　キズあとをきれいにするため、キズあとの緊張を緩和し安静を保つことが大切です。テープ療法などのキズあとのケアを 3 ヶ月程度行うのがよいでしょう。一般的にキズあとは、手術から半年以上経ってから、やわらかくなり、赤みが消退して目立たなくなっていきます。また、手術部位の皮膚は乾燥しやすいので、保湿を行いましょう（☞コラム「放射線治療後の皮膚について考える」参照）。

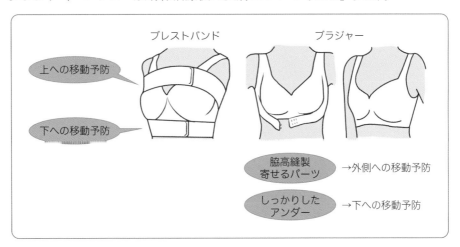

図1 ブレストバンドや下着での固定の例

🔍 乳房再建後の下着

　乳房再建後の下着には、衣服を着た時に綺麗に見せる効果のほか、術後の安静や疼痛緩和、乳房インプラントの位置を固定する役割があります。術後早期においては、再建乳房が揺れたり、擦れたり、過度な圧迫がないように、乳房全体をやさしくホールドできるものがよいでしょう。アンダーラインの位置が合っていて、ノンワイヤーでやわらかく、フルカップのものがお勧めです。また、就寝中はナイトブラなども有用です。

　再建した乳房の可動性には個人差があります。術後6ヶ月以降は、ご自身の状態に合った、つけ心地のよい下着を選択しましょう。ただし、ワイヤー入りのものは、ワイヤーが再建乳房へ食い込んだりすることがありますので注意が必要です　図2 。

🔍 マッサージは有効か

　スムーズタイプの乳房インプラントを使用した場合は、被膜拘縮の予防にマッサージが有効であるとの意見は多く、有害であるとの報告もありません。しかしながら、明らかな医学的な根拠は現在のところないため、マッサージをするかは担当医と相談してください。

　一方で、テクスチャードタイプの乳房インプラント使用後には、マッサージは行わないとする意見が多いです。

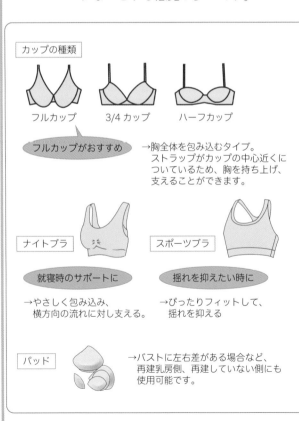
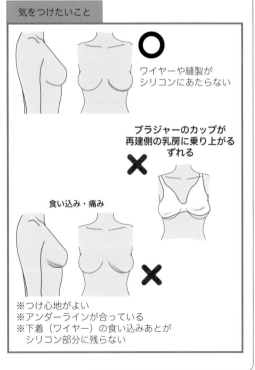

図2　下着

4章

自家組織再建

解　説　　自家組織再建とは、自分の組織を移植して、乳房を再建する方法です。

　手術時間や入院期間は乳房インプラント再建と比べて長くなります。体の他の部位にキズをつけることとなりますが、劣化したり、破損したりする心配がありません。手術時の体への負担は大きい分、「一生もの」の再建ということができます。近年の研究では、10年など長い目で見た場合の満足度やQOL（生活の質）は乳房インプラント再建と比べて自家組織再建のほうが高くなるというデータが多くなっています。

そもそも皮弁とは

　組織（皮膚、脂肪、筋肉など）を他の部位に移植できるように切り出したものを「皮弁（flap）」と呼びます。移植先で皮弁が生き続け周囲とくっつく（生着する）には、たえず血液が循環し、酸素と栄養を与え続ける必要があります。もし血流が失われると組織の細胞は死に、壊死に陥ります。

　血管が手術中ずっと元の場所につながったままの状態で移植する方法を有茎皮弁といい　図1、一度切り離して移動先の血管につなぎ直す方法を遊離皮弁といいます。

　有茎皮弁は乳房に隣り合った場所（背部や腹部）から切り出して移植します。比較的簡便な術式で、多くの施設で実施されています。血管をつなげたまま移植するため、皮弁の置き方の制限から思うような乳房の形に再建できないこともあります。また、血管がつながったままとはいえ血行のトラブルがないわけではありません。血管が圧迫されることによる全壊死や、血流が全域にいきわたらないことによる部分壊死は低確率ですが起こりえます。

　遊離皮弁は、一度切り離して顕微鏡下に血管をつなぐ手技（マイクロサージャリー

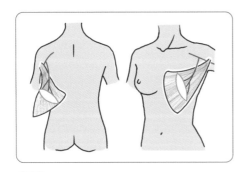

図1　有茎皮弁の例

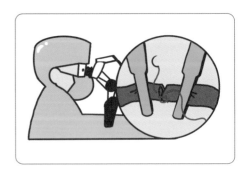

図2　マイクロサージャリー

図2）が必要です。乳房の近くの血管に縫うことができるため皮弁の置き方の自由度が高く、乳房の形は比較的つくりやすくなります。この血管が詰まり、再手術の可能性や、移植した組織が生着しない可能性が数％あります。

🔍 代表的な自家組織再建の手術

乳房再建に使うことのできる皮弁は、ある程度の面積と厚みのある組織を採ることができ、キズあとは目立たないか容易に隠すことができる場所である必要があるため、数ヶ所に限られます。

（1）腹部皮弁

腹部の中心寄りに左右1対ある、腹直筋という筋肉とその中を通る血管を利用して皮弁をつくる方法です。最も大きな皮弁が採れる部位であり **図3** **図4**、様々な形の乳房を再建することができる有用な皮弁です。下腹部の整容性を考え、図の通り腰骨から腰骨までの横型に採ることがほとんどです。腹部の皮弁で「半分だけ採る」というような術式は一般的でなく、そのためキズは30cm以上と長くなることが多いです。入院期間は一般に術後2週間ほどです。腹部皮弁は生涯で一回しか採れませんが、左右同時であれば半分に分けて両側の再建も可能です。

下腹部の皮弁には下記のような種類があります。詳しい比較については PQ31 をご覧ください。

①腹直筋皮弁（TRAM flap）

腹直筋とその中を通る血管を筋肉ごと皮弁に含めて移植する方法です。横型に採る腹直筋皮弁を TRAM flap といいます。有茎皮弁としても遊離皮弁としても使うことができます。腹直筋には上側から入る血行と下側から入る二種類の血行があり、これらは筋肉の中で網目状に交わっています。

有茎皮弁として使う場合は、下側の血行は切り離し、上側からの血行を筋肉で橋渡しにする形で保ったまま移植します **図3**。このため、筋肉の折り返し部位が乳房の下あたりにふくらみとして残ることがあります。また、筋肉から遠い皮下脂肪は、血行が不安定となり、部分壊死になることがあります。この予防のため胸部で血管を追加でつなぐことがあります。

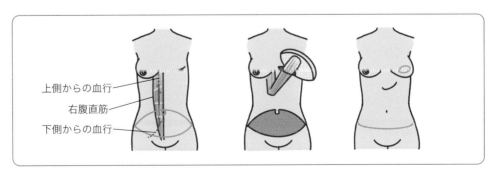

上側からの血行
右腹直筋
下側からの血行

図3 有茎腹直筋皮弁

遊離皮弁として使う場合は、腹直筋の下側からの血行（深下腹壁動静脈^{しんかふくへき}）を用います　図4。血行は安定しており、配置も自由に行うことができます。皮弁の血管はおもに胸の中心付近の内胸^{ないきょう}動静脈や、わきの下にある胸背^{きょうはい}動静脈につなぎます。血流の行き道である動脈と帰り道である静脈それぞれ1本以上をつなぐ必要があります。

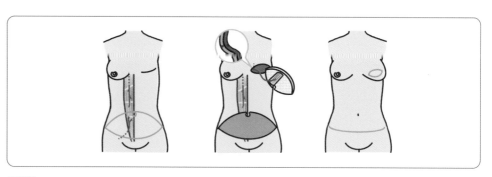

図4　遊離腹直筋皮弁

　腹直筋皮弁に共通した欠点は、腹壁瘢痕^{ふくへきはんこん}ヘルニアという合併症で、手術のキズあとで起こる脱腸です。腹部には内臓を収納する役割があり、何種類かある腹筋とその表面を覆う丈夫な筋膜がこれを担っています。本術式では腹直筋と筋膜の一部を採って使います。このため10%程度の確率でヘルニアを生じることがあります。詳しくはPQ39をご覧ください。

②深下腹壁動脈穿通枝皮弁（DIEP flap^{ディープ フラップ}）

　腹直筋を温存し、腹部の皮膚、皮下脂肪を血管つきで採る術式をDIEP flap^{ディープ フラップ}と呼びます。腹直筋を通る血管を丁寧にはがす必要があるため、腹直筋皮弁より手術手技が難しくなりますが、腹壁瘢痕ヘルニアの発生を下げることができます。

　腹部への負担が少ないため、左右両方の血管を用いて、両側乳房の再建をしたり、大きな乳房や下垂のある乳房を再建することもできます。

（2）背部の皮弁

　背部の筋肉である広背筋を用いた皮弁で広背筋皮弁（LD flap^{エルディーフラップ}）といいます　図5。広背筋は失っても日常生活に支障はないとされています。中程度までの大きさの乳房の再建に適しています。血管をつなぐ手技がなく、手術手技としては比較的簡便です。体の負担も小さく術後の入院期間は1〜2週程度です。移植後使われなくなる筋肉がやせていくため、最終的な大きさの予測を立てながら再建をする必要があります。

注）TRAM^{トラム}、DIEP^{ディープ}、LD^{エルディー}と手術名を短縮して呼ぶこともあります。

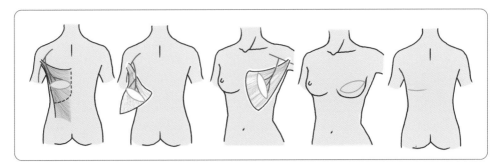

図5 広背筋皮弁

（3）その他の皮弁

　腹部、背部の皮弁のほかには、大腿部（太もも）、殿部（おしり）、腰部から採る皮弁があります。詳しくは PQ37 をご覧ください。

🔍 自家組織再建後は乳房にどのようなキズあとができるか

　乳房全切除術のあとは、乳房の中身が取り除かれるため、乳房皮膚と一部の脂肪だけが残ります。腫瘍が近いなどの理由で乳房皮膚や乳頭乳輪が病変とともに切り取られることもあります。自家組織再建では皮膚や皮下脂肪等の組織を入れます**図6**。形を保ち、過度につっぱらないようにするため、切除された皮膚と同じ程度の皮膚を、皮弁を使って補う必要があります。皮弁が表に出ているこの部分を皮島といいます。皮島以外の部分の皮膚は切り採られ、残された皮膚の下に隠れます。エキスパンダーを使った場合は、皮膚を伸ばすことができるため、皮弁のほとんどの部分を隠すことができます。皮弁の状態を知るために小さく木の葉形に皮島を出します（モニター皮島）。二次再建として行う場合は、皮膚が硬くなっている場合もあり、乳房の大部分を皮弁の皮島で置き換えることもあります。

　詳しくは PQ32 をご覧ください。

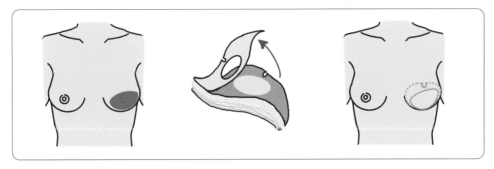

図6 自家組織再建の模式図
自家組織再建では、切除された乳腺の代わりに、脂肪で再建するだけでなく、切除された乳房皮膚の代わりに、皮弁の皮膚で置き換えることもできます。

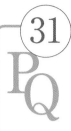

31 PQ

腹部において筋皮弁と穿通枝皮弁との比較やメリット、デメリットについて教えてください。

CQ20　CQ22

A 腹部皮弁には、筋肉の一部を、血管と一緒に採る筋皮弁と、筋肉を温存する穿通枝皮弁があります。遊離腹直筋皮弁の場合、血行が安定し、採る時間が短いのが利点ですが、腹壁瘢痕ヘルニアなどの問題が起きやすいのが欠点です。一方、穿通枝皮弁では腹部の問題が少ないものの、採るのに少し時間がかかります。

解 説　腹部から採る皮弁では、腹直筋の一部を中にある血管とともにつけて、脂肪と皮膚を採る「腹直筋皮弁（筋皮弁：TRAM flap）」と、筋肉をほぼ完全に残し、血管だけより分けて脂肪と皮膚を採る「深下腹壁動静脈穿通枝皮弁（穿通枝皮弁：DIEP flap）」があります。遊離腹直筋皮弁はあまり複雑でない手順で採れるため、手術時間が短くなります。また、筋肉からのほぼすべての血管が入るため血行が安定した皮弁となります。しかし、筋肉や筋膜の一部を採るため、腹壁が弱くなり、腹壁瘢痕ヘルニアやバルジングが起こりやすくなるのが欠点です。（☞ PQ39 参照）

　その欠点を克服するために、穿通枝皮弁という筋肉を温存する術式が開発され、普及してきました。DIEP flap は腹部ドナーサイトの問題が少ない反面、血管を丁寧にはがすなど細かい作業が必要なため、採るのに 1 〜 2 時間程度長くかかります。腹直筋皮弁と比較して血流の良い範囲がやや狭くなり、血流の不安定な範囲を移植すると、部分壊死や脂肪壊死の可能性が高くなります 図1 表1 。

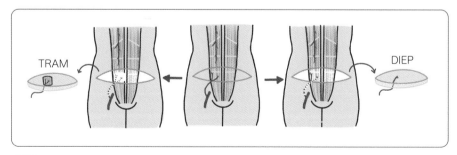

図1 TRAM と DIEP

表1 TRAMとDIEPの利点と欠点

	TRAM	DIEP
利点	・手術時間が DIEP と比較して短い ・血流の良い範囲が DIEP より広い	・腹筋機能が温存できる ・腹壁瘢痕ヘルニア・バルジングの 　リスクが低い
欠点	・腹筋を一部採る ・腹壁瘢痕ヘルニア・バルジングのリ 　スクが高い	・手術時間が TRAM と比較して長い ・血流の良い範囲が TRAM より狭い

　どちらの腹部皮弁を使っても、術後は腹帯などによる腹部圧迫が必要です（☞ PQ38 参照）。

　DIEP による乳房再建を行っている施設は徐々に増えていますが、ご希望の際は乳房再建を行っている各医療施設の形成外科の担当医にご相談ください。

memo

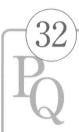

Q 32 自家組織再建後の乳房のキズあとの見え方について教えてください。

A 乳房切除のキズあとの位置や切り採った皮膚の面積による影響を受けます。

解 説　　自家組織再建では、移植した皮弁の皮膚を一部を出すことがあり、これを皮島（ひとう）といいます。その目的は二つあり、乳房の形態を再建するために乳房皮膚の不足を補う目的、移植した組織の血流を確認する目的です。1本線のキズあとと異なり、通常皮島は木の葉型や円型になります **図1**。

　　乳房全切除術と同時に行う一次一期再建の場合、皮膚温存乳房全切除術（Skin-Sparing Mastectomy：ＳＳＭ^{エスエスエム}）では、切除した乳頭乳輪の欠損に合わせて、皮島が露出します **図2**。乳頭温存乳房全切除術（Nipple-Sparing Mastectomy：ＮＳＭ^{エヌエスエム}）では、乳がん手術時のキズに合わせて、乳房外側や乳輪周囲に皮島を露出させることがあります。これはおもには、移植した組織の血流を確認する目的であり、再建乳房が落ち着いてから皮島を切除してなくすこともできます **図3**。乳房全切除術と同時にエキスパンダーを入れる一次二期再建や乳がんの治療が落ち着いてからエキスパンダーを使用して再建を始める二次二期再建の場合、外来で少しずつ膨らませて皮膚を伸ばすことで、皮島を小さくすることが可能です **図4**。

　　また、皮膚の萎縮や欠損が大きい場合は、二次一期再建の適応となり、皮島を大きく出すことが一般的です **図5**。

　　皮弁は採る部位により皮島の色が異なり、下腹部や背部は、乳房皮膚と色が似ています。大腿部の皮膚は乳房皮膚の色と異なり、目立つ場合があります。

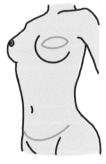

図1 皮島

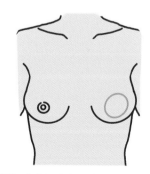

図2 皮膚温存乳房全切除術
（Skin-Sparing Mastectomy：SSM）

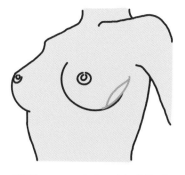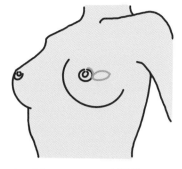

図3 乳頭温存乳房全切除術（Nipple-Sparing Mastectomy：NSM）

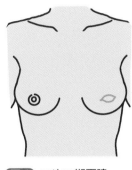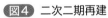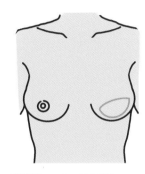

図4 二次二期再建　　　　**図5** 二次一期再建

memo

術後のキズあとケア

キズあとの治る過程 図1

　手術のキズあとが治る過程は下の4段階に分かれます。キズが完全に閉じるまでは術後1～3週間程度かかります。周囲と同様のやわらかさに成熟するには半年～数年の経過が必要です。

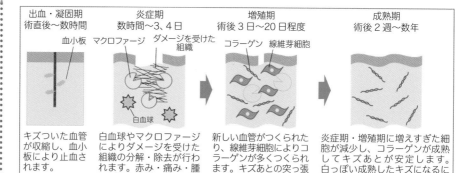

出血・凝固期 術直後～数時間	炎症期 数時間～3、4日	増殖期 術後3日～20日程度	成熟期 術後2週～数年
キズついた血管が収縮し、血小板により止血されます。	白血球やマクロファージによりダメージを受けた組織の分解・除去が行われます。赤み・痛み・腫れが出る時期です。	新しい血管がつくられたり、線維芽細胞によりコラーゲンが多くつくられます。キズあとの突っ張り感が強い時期です。	炎症期・増殖期に増えすぎた細胞が減少し、コラーゲンが成熟してキズあとが安定します。白っぽい成熟したキズになるには半年～数年かかります。

図1 キズあとが治る過程

術後創部のテープ療法

　テープ療法はキズあとにかかる緊張を減らし、摩擦などの物理的刺激を避け、きれいなキズあとに仕上げるために行います。術後1～2週後から、キズあとが乾いている状態で行います。通常、使用するテープはマイクロポア™スキントーンサージカルテープ（3M（スリーエム）社）や、優肌絆®（Nitto社）です。貼り方は以下の通りです 図2 。

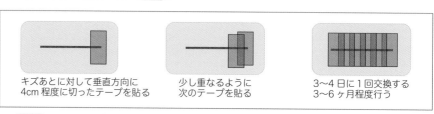

キズあとに対して垂直方向に4cm程度に切ったテープを貼る	少し重なるように次のテープを貼る	3～4日に1回交換する3～6ヶ月程度行う

図2 マイクロポアテープの貼り方

　マイクロポアがかぶれるようであれば、手術後のキズあとケア専用のテープであるアトファイン（ニチバン）のほか、CICA（シカ）ケア（スミスアンドネフュー）、レディケア（ギネマム）やF（エフ）シート（富士薬品）といったシリコンシートを用います。テープ療法は術後3～6ヶ月程度続けます。キズあとの赤みや硬さによってはそれ以上に継続することもあります。キズあとの目立ちやすさは個人差が大きいため、キズあとが気になるようであれば再建の担当医にご相談ください。

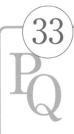

PQ 33 インプラント再建後に自家組織再建に変更できますか？

A 可能です。ただし、患者さんによっては移植先の乳房の皮膚が足りず、露出する皮弁の皮膚（皮島）の面積が大きくなったり、自家組織再建の前にエキスパンダーを使用する場合もあります。

解説 仕事や妊娠出産・育児などのライフイベントによる生活の変化、加齢による下垂などの乳房形態の変化や、体重の変化、インプラント術後の拘縮などにより健側乳房との大きさや形態に差が生じている場合があります。それらに合わせて、インプラント再建後に自家組織再建に移行することも有効な選択肢の一つです。

自家組織再建で露出する皮弁の皮膚を皮島といいますが、移植先の乳房の皮膚が足りない場合にはその皮島の面積が大きくなってしまったり、皮島の面積を小さくするために再度エキスパンダーを使用して皮膚を伸ばしてから再建を行う場合があります。

また、初回に再建した乳頭乳輪の位置がしばしばずれてしまいます。希望があれば乳輪乳頭の修正や、つくり直すことも可能です。

> 📝 memo
>
>

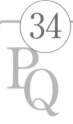

34
PQ

腹部に手術のキズあとがあっても腹部皮弁での再建はできますか？また、避ける場合はどのような選択肢がありますか？

CQ23

A 過去の腹部手術のキズあとでは、部位によっては移植できる皮弁の範囲が狭くなります。皮弁のデザインや、手技を工夫することにより、再建可能となる場合があります。腹部皮弁の他には乳房インプラントや広背筋皮弁、大腿皮弁などの選択肢があります。

解説 　腹部の横のキズや、斜めのキズの場合は、その長さにもよりますが、下腹部から採る横型の腹部皮弁に影響が少ないです。虫垂炎のキズあとや、内視鏡手術の小さいキズあとも対応可能なことがほとんどです。乳房の皮膚が十分残っている場合には、皮弁のほとんどを皮膚の下に埋め込んでしまうため、過去の腹部手術のキズあとは隠れます。乳房皮膚が不足する場合は、腹部皮弁の皮島を大きく出す必要があるため、腹部にあったキズあとが見えることがあります。

　へそから恥骨までに縦の長いキズあとがあると、キズを越えた部分は血流が届きにくくなります **図1** **図2**。片方の血管のみでは、移植できる組織量に制限があり、大きい乳房を再建できないことがあります。

　しかし、左右両側の血管を含めて2系統とすることで、十分に大きな乳房再建が可能となります。以下のような方法があります。

①最初から2系統の血管を用意して、皮弁の中で縫ってつなげる（吻合する）（皮弁内吻合、**図3**）。

②2系統の血管を、再建する胸部でそれぞれ吻合する（両側吻合、**図4**）

③片方は血管を含め腹直筋でつながった（有茎）皮弁として使用し、もう1系統の血管を反対側で追加で吻合する（付加吻合、**図5**）

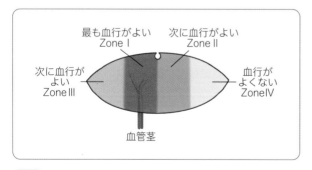

図1 腹部皮弁の通常の血行

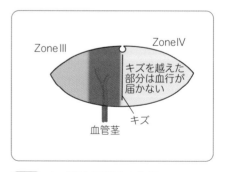

図2 キズがある場合の血行

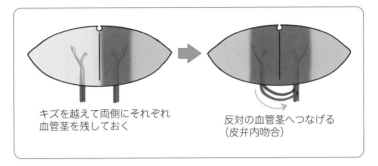

図3 皮弁内吻合

キズを越えて両側にそれぞれ
血管茎を残しておく

反対の血管茎へつなげる
（皮弁内吻合）

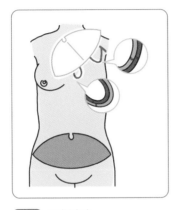

図4 両側吻合

２つの血管茎をそれぞれ吻合する。

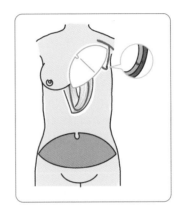

図5 付加吻合

有茎腹直筋皮弁に血管吻合追加。

　腹部皮弁を避ける場合には、乳房インプラントや広背筋皮弁、大腿皮弁、その他の皮弁、あるいは上記の組み合わせ、などの選択肢がありますが、腹部にキズがある場合、まず診察や検査で腹部の状態・血行を評価することが必要ですので、担当医にご相談ください。

 memo

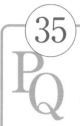

35 今後妊娠を希望する場合でも腹部皮弁での再建はできますか？

CQ21

A 腹部皮弁による乳房再建術後に経腟分娩および帝王切開による出産は可能であるとされますが、十分な証拠が出揃っているとはいえません。

解説 　海外の報告では腹部皮弁による乳房再建術後の妊娠についての論文がまとめられており、すべての報告で妊娠継続や経腟分娩に問題はありませんでした。妊娠中の合併症として、腹直筋皮弁での再建では腹壁瘢痕ヘルニア、腹壁の弛緩・菲薄化、腹痛が挙げられており、手術を要したケースもありました。DIEP flap（深下腹壁穿通枝皮弁）での再建では合併症の報告はありませんでした。

国内でも、経腟分娩、帝王切開のいずれでも出産が可能であったとの報告があります。

しかしながら、十分なデータや研究が存在する領域ではなく、安全性を証明できるレベルには至っていません。そのため今後妊娠を希望する場合や、腹部皮弁による再建後に妊娠した場合には、乳腺の担当医、再建の担当医、産科の担当医と必ず相談してください。

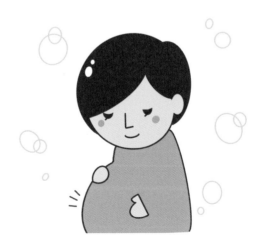

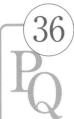

PQ 36 広背筋皮弁の術後経過について教えてください。

CQ24　CQ25

A 広背筋は失っても日常生活でできなくなる動作はなく、スポーツレベルで影響があったとしても時間の経過で周囲の筋肉により補われる（代償される）とされています。

解 説　広背筋は背部を広範囲に覆う三角形の筋肉で、大円筋や大胸筋とともに肩関節の動きに関わっています 図1。

🔍 広背筋の働き―広背筋は乳房再建に使っても大丈夫？

広背筋は開いた腕を閉じる時や、後ろに挙げる時に働くので、具体的には、ハシゴ登り、ボート漕ぎ、水泳などの際に使います。

広背筋皮弁の手術直後は、キズの疼痛や肩関節の術後安静に伴い、肩まわりの筋力はいったん落ちるので、家事である掃除機や窓拭きなどの際に不便さを感じる方もいます。しかし、時間の経過で肩関節の動きの制限や筋力は改善し、日常生活が

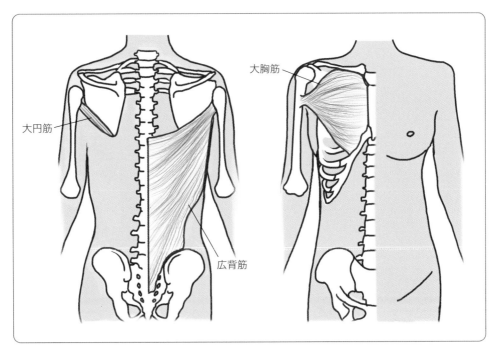

図1 肩まわりの筋肉

通常通りに戻る方がほとんどです。これは、失った広背筋と同様の作用を持つ大円筋などの筋肉により、広背筋の機能が補われることも関係しています。肩関節機能の回復の進行程度は、年齢、BMI、喫煙、術後放射線治療、腋窩リンパ節郭清などが影響するとの研究結果もあります。

広背筋皮弁の術後経過

　広背筋皮弁につながる血管がわきの下を通っており、術直後から2週間は、この部分の圧迫を避けるため、患側を下にして寝ないなどの注意が必要です。広背筋皮弁では、ドナーサイトから出る排液量が多くなる傾向があります。排液用の管であるドレーンが抜けるまでの期間が長くなることも多く、これにより入院期間も1～2週かかることがあります。管を抜いた後でも1～2ヶ月程度の間水がたまり、針を刺して抜く処置を要することがあります。

　術後の安静解除後は、肩関節運動のリハビリを開始することで、肩関節の動きの制限をより最小限に抑えることができるとの報告もあります。担当医と相談しながら、術後の肩関節運動について、まずは運動強度の低い、自宅でのストレッチやヨガなどから開始するとよいでしょう。お子さんの添い寝や抱っこについても退院後から可能でしょう。たいていの方は手術から3ヶ月も経てば趣味の運動を再開することが可能となります。最終的には、筋トレーニング、水泳、スキー、テニス、ゴルフやバレーボールなどの運動強度の強いスポーツも可能です。

広背筋皮弁で再建した乳房の委縮

　広背筋皮弁で再建した乳房は、その多くの容積が筋肉で占められています。寝たきりの状態では使われない筋肉が落ちていってしまうのと同様に、再建に使われた筋肉も徐々にやせていきます。最終的に左右のバランスを保つためにはやや大きめにつくる必要がありますが、やせ方にも個人差があるため調整が難しい場合もあります。

広背筋の皮弁で再建した乳房の「動き」

　広背筋皮弁は前述の通りもともと腕を動かす筋肉です。このため、再建後の乳房も「動く」ことがあります。気にならない場合がほとんどですが、不快感が強くなることもあります。予防や治療のために広背筋につながる神経を切る場合があります。これにより「動き」はなくなることが多いですが、まれに神経がつながり再発することがあります。また、神経を切った場合、前段で述べた委縮については強く出る傾向があります。

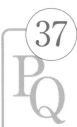

37 PQ 大腿（太もも）、殿部（おしり）、腰部を使った再建について教えてください。

A 腹部皮弁と同様に大腿部、殿部、腰部の皮膚と皮下脂肪をこれらの組織を栄養する血管をつけて移植する方法です。採れる皮膚と脂肪の量、手術後に生じるキズの位置や大きさが異なります。いずれも筋肉を採らない穿通枝皮弁に分類されます。

解説

大腿皮弁（PAP flap）（パップ フラップ）

　太腿内側後方のやや皮下脂肪の多い部分を用います。大腿深動脈穿通枝皮弁（PAP flap）といいます 図1。

　メリットはキズあとが大腿内側後方もしくは殿部のラインのためキズあとが見えにくい、妊娠・出産の希望がある方でも問題なく使用可能なことです。デメリットとして腹部の皮弁に比べ、採れる組織量が少なく、大きな乳房はつくれないほか、乳房の上部やわきのまわりまで埋められず、くぼむことがあります。また、乳房の皮膚との色の違いが目立つことがあります。片側から採取する場合は、ドナーサイトの左右差が目立つことがあります。左右両方の皮弁を同時に使うことでより大きな乳房の再建に用いることができます。

　合併症として、採取部の漿液腫（しょうえきしゅ）（ドレーンを抜いた後に液体がたまること）があり、外来で針を刺して水を抜く場合があります。採る部位や組織量によっては、リンパ漏（ろう）（キズからリンパ液が多く染み出る）やリンパ浮腫の可能性があり、術前にリンパ管を造影してその部位を避けることで、予防できるとされています。まれな合併症として、坐骨神経障害（ざこつ）があります。術後1ヶ月程度運動は制限します。術後半年以上経過して、キズあとが運動時につっぱる場合にはキズあとのZ形成術（ぜっとけいせいじゅつ）（☞PQ41 図2参照）を行うこともあります。

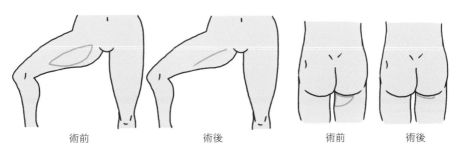

術前　　　　　　　術後　　　　　　　　術前　　　　　　術後

図1 大腿深動脈穿通枝皮弁（PAP flap）

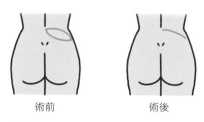

術前 　　　　 術後

図2 腰動脈穿通枝皮弁（LAP flap）

🔍 腰部皮弁（LAP flap）

腰部の付近の皮膚と脂肪を用います。腰動脈穿通枝皮弁（LAP flap）といいます **図2**。

腰部の厚みのある脂肪を使うためボリュームがある程度採れます。腰部の血管が短いため、腹部の血管を採って、橋渡しとしてつなぐことがあります。デメリットとしてはドナーサイトの左右左が目立つことがあること、ごくまれに腹壁瘢痕ヘルニアの一種である腰ヘルニアを生じることが挙げられます。また、採取部の漿液腫が2ヶ月程度続くことがあり、落ち着くまで腰部を圧迫します。術後1ヶ月程度運動は制限します。

🔍 殿部皮弁（SGAP flap、IGAP flap）

殿部（おしり）の上方か下方の皮膚と脂肪を用います。上臀動脈穿通枝皮弁（SGAP flap）と下臀動脈穿通枝皮弁（IGAP flap）といいます **図3**。

メリットは殿部の厚みのある脂肪を使えるため、ボリュームがある程度採れる、妊娠・出産の希望がある方でも可能なことです。デメリットはドナーサイトの左右左が目立つことがあること、**IGAP**の場合は座った時にキズあとが当たることです。

合併症として漿液腫の可能性があります。術後1ヶ月程度運動は制限します。

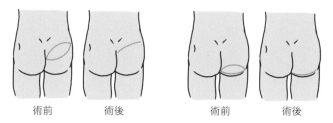

術前 　　 術後 　　　　 術前 　　 術後

図3 上臀動脈穿通枝皮弁（SGAP flap）と下臀動脈穿通枝皮弁（IGAP flap）

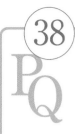

自家組織再建の手術のすぐ後にやってはいけないことを教えてください。

A 再建方法・皮弁採取の方法によって、入院中の安静度や退院後の行動制限は異なります。術直後から約2週間までは、皮弁の血流を妨げないようにし、術後約1ヶ月までは、過度な運動は避けてください。

解説

🔍 術直後〜術後約2週間まで

皮弁が生着するためには、血液がたえず循環していることが必要です。血管の通る部分が圧迫され血流が滞ると皮弁全体の壊死など、重大な結果につながることがあります。腹部をはじめとした遊離皮弁による再建では、通常、胸の中央もしくはわきの付近で血管をつなぎます。圧迫によりつないだ血管が詰まることがあるため、ベッド柵やテーブルなどに寄りかかるなど血管をつないだ部位が押される状態や、うつぶせ、手術した側を下にして横向きに寝るのは避けてください **図1**。これは有茎皮弁においても同様です。広背筋皮弁でも血管はつないでいませんが、わきの付近を血管が通ります。このため同様に圧迫されるような状況を避ける必要があります。

ベッドから起き上がるタイミングや歩行などの安静度に関しては、術後の皮弁の血流状態によって変わってくることがありますので、再建の担当医にご相談ください。

術後約2週間で周囲の組織からも血管が新しく入ってくることにより、単独の血管に頼らなくなるため、移植した皮弁の血流が安定するといわれています。

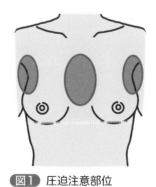

図1 圧迫注意部位

術直後～術後約1カ月まで

　腹部皮弁の場合は、手術直後から腹部を過度に動かしたり、腹圧が掛かると、手術の際に縫った腹壁が一部弱くなることがあります。そのため、一定の期間は、腹帯やガードルを装着していただき、ベッドから起き上がる際は、できるだけ腹部の力のみで起き上がらないように注意していただく必要があります。また、長時間の立ち仕事や、重い荷物を持ち上げる行為は控えましょう。お子さんを抱えるなども腹部に負担がかかるようであれば、避けましょう。

　腹部のキズのつっぱりが強い場合は、膝や股関節を曲げて、腹部の緊張を減らすようにしましょう。

　便秘などで排便時に腹圧がかかるようでしたら、便秘薬などの内服薬も含めて再建の担当医に相談してください。

　そのほかの皮弁（背部皮弁、大腿皮弁、腰部皮弁、殿部皮弁など）に関しても、キズあと、肉離れのような痛みやつっぱり感、漿液腫（皮弁を採取したところにスペースができて体液が溜まる状態）などが落ち着くのに数ヶ月かかります。過度な運動は約1ヶ月程度避けてください。

📝 **memo**

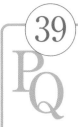

39 PQ 自家組織再建の術後に長い目で見て気をつけること、後遺症はありますか？

A 自家組織再建の術後は、乳房サイズを一定に保つためにも、体重のコントロールが大切です。自家組織再建に伴う後遺症は、術後比較的早い時期に発生し、長期経過後に発生することはまれです。腹部皮弁の場合、術直後から術後約半年以内に腹壁が一部弱くなることがあります。また、術後から見られることのあるドナーサイト（皮弁採取部のこと）の感覚低下などの神経障害が、まれに残ることがあります。

解 説

 再建乳房の長期経過

自然経過の中で皮弁のやせや一部が硬くなる、また重力の影響により位置が下がってくるといったこともおおむね1年程度までに自覚されるようになり、必要時は修正術などが検討されます（☞ PQ41 参照）。

これらを過ぎた術後の長期での経過では、新たな合併症が発生することはまずありません。体重の変化についても、再建に用いた組織もある程度までは追随して増減しますので、再建乳房のサイズの変化は、インプラント再建に比べると影響を受けにくいでしょう。ただし、一部の方では健側との差が生まれ、気になる場合は修正の対象となることがあります。

ドナーサイトの長期経過

腹部皮弁のドナーサイトで術後半年以内までに起こる腹壁の合併症について下記に記します。

腹部皮弁の場合、移植する組織を準備する際に、腹部の中に腸を閉じ込め守る役割をしている膜や筋肉である腹壁に操作が加わります。これらを縫い閉じて手術を終了しますが、腹部を過度に動かしたり、うまく治らなかった場合に腹壁が一部弱くなり、以下のような症状が起きることがあります。

（1）腹壁瘢痕ヘルニア 図1

いわゆる脱腸といわれるもので、腹壁が一部破綻して、皮膚の下で腸が出っ張っている状態のことです。

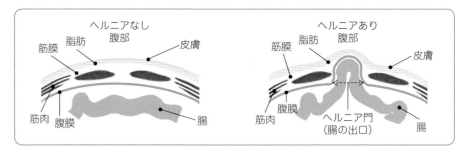

図1 腹壁瘢痕ヘルニア

（2）腹壁弛緩（バルジング）図2

　腹壁は保たれているものの広い範囲で薄くなり、腹部が出っ張ってしまうこと。

　ほとんどが半年以内に起こります。そのため、多くの場合、一定の期間、腹部の安静を保つために腹帯やガードルを装着していただくことになります。穿通枝皮弁（DIEP flap）と比べて腹直筋皮弁では、これらの合併症を生じる可能性が高くなります。治療法は基本的に手術です。

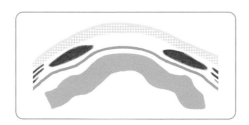

図2 腹壁弛緩

　また、ドナーサイトの感覚が低下することがあります。触ってもわからず、つねっても痛くない状態です。多くの場合、時間とともに改善しますが、残ることがあります。

memo

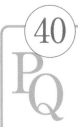

Q 40 自家組織再建後、仕事復帰はいつ頃可能ですか？

A 仕事内容によって変わります。デスクワークなどあまり体を動かさない仕事であれば、退院後に仕事復帰することも可能です。一方、保育士、教員、医療・介護職、サービス業など比較的体を動かすことの多い仕事は、手術後1ヶ月程度空けるのが望ましいと考えます。個人差も大きなところではありますので、再建の担当医と相談が必要になります。手術前に仕事について調整しておきましょう。

解説 仕事復帰と動作の目安は以下の通りです

仕事復帰に関しては、退院後、術後経過が良好で、日常生活が問題なく送れることが前提です。

デスクワークなど負荷が軽い仕事は、退院後様子を見ながら仕事復帰を検討しましょう。

立ち仕事の多い販売員や営業など負荷が中等度の仕事では、退院後も2週間程度は安静とし、術後約1ヶ月から仕事復帰を検討しましょう。負荷の少ない仕事から開始し徐々に慣らして術後2ヶ月程度から制限なく復帰することを目安としましょう。重たいものを持ったり腹筋を使ったりする動作は徐々に始めていきましょう。

介護職など身体的負荷が高度の仕事も、負担が少ない仕事であれば術後1ヶ月から復帰してもかまいませんが、負担の大きい場合は術後約2ヶ月頃から徐々に仕事復帰して術後3ヶ月程度から術前同様の復帰を目安としましょう。

大腿皮弁や殿部皮弁の場合は、術後1ヶ月までは長時間の歩行や頻繁な階段の上り下りは避けましょう。

術後経過によっても異なるため、再建の担当医にご確認ください。

 memo

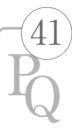

自家組織再建乳房の左右差や採った場所のキズあとの修正手術は可能ですか？

A 再建乳房のボリュームが大きい場合には移植した皮弁の切除、小さい場合には脂肪注入などの修正手術が可能です。また、ドナーサイト（皮弁採取部）のキズあとが目立つ場合は飲み薬・貼り薬・局所注射などのほか、キズあとの縫い直しも可能です。

解説

　自家組織再建の場合、再建乳房のボリュームは体重変化による移植組織の増減に影響されます。修正手術は術後半年〜1年経過後に行います。再建乳房が大きい場合には移植した皮弁の切除によりボリュームの調整を行います。また、移植した皮弁では乳房の上部やわきのまわりまで埋められず、くぼみができた場合は、脂肪注入（保険適用外）を行います。移植した皮弁が健側より全体的に小さい場合は脂肪注入（保険適用外）を行うか、乳房インプラントを挿入することも可能です **図1**。

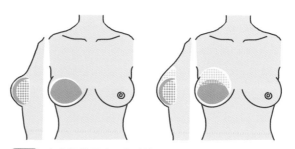

図1 自家組織再建と脂肪注入

　自家組織再建では、移植した皮弁の皮膚を皮島とよびますが（☞ PQ32 参照）、皮島が小さめであれば皮島を切除することも可能です。皮膚温存乳房全切除術での一次一期再建のように、乳頭乳輪切除部位に皮島が一致している場合には乳頭乳輪再建をすることで皮島が目立たなくなります。

　腹部や背部などのドナーサイトは必ずキズあとができます。キズあとの目立ちやすさは個人差が大きく、また治るまでに時間がかかったキズあとでは幅広く、盛り上がった赤みのあるキズあとになります。そのようなキズあとを肥厚性瘢痕といいます。肥厚性瘢痕の治療としては保存的治療（ステロイドの局所注射、ステロイドの貼り薬）と手術療法があります。手術は基本的には、瘢痕を切除して縫い直す「切除縫縮」を行いますが、キズあとにひきつれがあり、運動制限がある場合には、

瘢痕を切除して周囲に切開を入れて入れ替えることでジグザグの傷になるようにする「Ｚ形成術」を行います 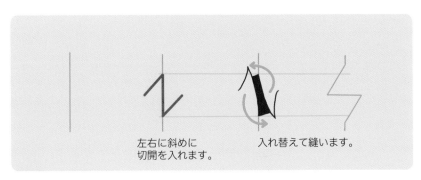。

腹部のドナーサイトは、腰のあたりでキズあとの両端が少し盛り上がることやその盛り上がりが大きい時には段になることがあり、これをドッグイヤーといいます。余剰な皮膚と脂肪を切除して縫い縮めることで改善が可能です。

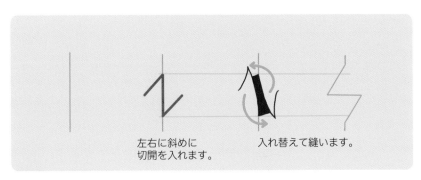

左右に斜めに
切開を入れます。

入れ替えて縫います。

図2 Ｚ形成術

腰部、殿部、大腿皮弁ではドナーサイトが反対側よりもへこみます。左右差が気になる場合にはドナーサイトへ脂肪注入をすることで改善が期待できますが、保険適用外となります。

大腿部のドナーサイトのキズあとは脚の動きによってつっぱりを感じることがあります。つっぱり感が強い場合には前述のＺ形成術を行うことで改善する場合もあります。

memo

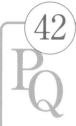

42 乳房形態を維持するために積極的にすべきことはありますか？また、再建後の下着はどのように選んだらよいですか？

A 通常の乳房と同じで再建乳房も重力の影響などを受けます。長期的に乳房の形を保つためには適切なブラジャーの装着が望ましいです。
基本的に市販品で問題はありませんが、再建後の専用ブラジャーも販売されています。

解 説 術後経過に応じて装着可能な下着が異なります。術後早期は、移植した組織の血流が落ち着いていないため、締めつけない肌着や胸帯（きょうたい）などの前開きでやわらかいものが推奨されます。キズあとが落ち着いた後は、自家組織で再建した乳房では、ブラジャーを選ぶ際にワイヤー等の制限はありません。装着時期について再建の担当医とご相談のうえ、ご自身の乳房に合ったブラジャーを選んでください。
術式に寄らず、再建した乳房は乾燥しやすくなるため、保湿を心がけましょう。

ドナーサイト（皮弁採取部）のケア

腹部皮弁で再建を行った場合、術後に腹壁弛緩（ふくへきしかん）（バルジング）（下腹部の一部の皮膚のふくらみ）や、腹壁瘢痕ヘルニア（腹部瘢痕全体のふくらみ）（☞ PQ39 参照）予防のため術直後から術後 3 ヶ月ほど腹帯（ふくたい）の装着が必要です。腹帯は下着の下に装着しますので入院中は普段よりゆとりのあるショーツがあるとよいでしょう。腹帯がずれやすい場合はハイウエストのガードルや産前ベルトでも代用可能です。術

表1 術後経過と装着が可能な下着の目安

入院中	ブラジャーなし、締めつけない肌着、胸帯など前開きのやわらかく再建乳房全体サポートするもの 再建乳房を圧迫しすぎないもの
退院後〜術後 1 ヶ月目まで	締めつけない肌着、胸帯など前開きのやわらかいもの 経過によってはブラトップ（カップ付きインナー）も可な場合もありますが、担当医とご相談ください
術後 3 ヶ月目まで	胸帯など前開きのやわらかいもの、ブラトップ*、ノンワイヤーブラ 経過によってはワイヤー入りも可な場合がありますが、担当医とご相談ください
術後 3 ヶ月以降〜	ワイヤー入りブラジャーも可
術後 6 ヶ月以降〜	制限はありません

＊ナイトブラも締めつけが強いものは避けたほうがよい場合があります。

後3ヶ月以降も経過によっては腹帯が必要なことがあります。担当医にご確認ください。

　大腿部、殿部、腰部の皮弁で再建を行った場合、大腿部に漿液腫（しょうえきしゅ）といって液体が貯留することがあります。予防のために術後3ヶ月ほどはサポーターやガードルで圧迫が必要です。

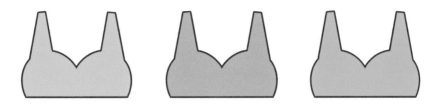

✐ memo

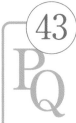

PQ 43 自家組織再建後、反対側に乳がんができたら再建はどうなりますか？

CQ26

A 自家組織再建後に反対側に乳がんができた場合でも、乳房インプラント、もしくは自家組織で再建が可能です。自家組織の場合、初回の再建とは別の場所から皮弁を採ります。

解説 片側の乳がんに対して乳房全切除術と自家組織による乳房再建を受けた方で、反対側の乳房に新たに乳がんが発症するケースがあります。このような異時性両側乳がんの方で、あとから発症した側についても再建を受けることは可能です。その場合は、過去に手術した側の再建乳房と対称の形になるように計画することになります。

反対側も自家組織再建をご希望の場合は、前回とは別の部位から組織を採ることになります。乳房インプラントで再建することも可能です。例えば片側のみが放射線治療を受けているなど、左右それぞれの乳房の状態が異なる場合もあるので、再建の担当医と相談して再建方法を決定していくことになります。

反対側も自家組織再建をご希望される場合の具体例としては、乳房のボリュームが比較的少なめな方や、既に広背筋皮弁（LD flap）で再建後の方などは、反対側のLDや、大腿内側からの皮弁（PAP flap）での再建が可能です。乳房のボリュームが比較的大きい方や、腹部の皮弁（DIEP flap）での再建後の方は、腰部からの皮弁（LAP flap）や殿部上部からの皮弁（SGAP flap）による再建が可能です。また、これらの皮弁を二つ同時に使用する方法もあります。ただし、これらの術式がすべて可能な医療施設は限られています（☞ PQ37 参照）。

2020 年 4 月に遺伝性乳がん卵巣がん（Hereditary Breast and Ovarian Cancer：ＨＢＯＣ）診療に対する保険適用が拡大され、*BRCA1/2* 遺伝子病的バリアント保持者に対する遺伝学的検査や対側のリスク低減乳房切除術（Contralateral Risk Reducing Mastectomy：ＣＲＲＭ）および乳房再建が保険適用となりました（☞ PQ6 参照）。保険適用拡大に伴い、既に片側乳がんに対して乳がん手術を施行した後に、遺伝学的検査を受けることも可能です。その結果として、*BRCA1/2* 遺伝子病的バリアント保持者となった場合、患者さん本人のご希望に応じて、遺伝カウンセラー、乳腺の担当医、産婦人科の担当医、再建の担当医とともに治療方針を相談し、その過程で反対側の乳房再建を併せて検討することもできます。

また、遺伝学的検査を受けるタイミングは様々です。乳がん手術の前に HBOC

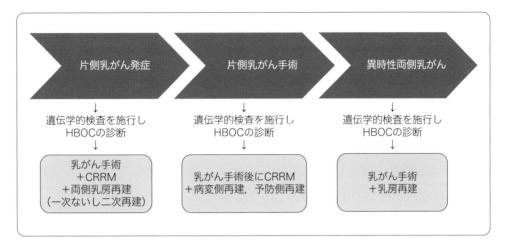

図1 乳房再建と遺伝子検査のタイミング

と診断された場合、乳がん手術と同時に CRRM を行うことで、両側同時に乳房再建を施行することも可能です。過去に片側の乳房全切除術後に再建を受けていない場合も、遺伝学的検査をきっかけとして両側の乳房再建を希望することが可能です **図1** 。

📝 **memo**

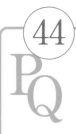

Q 自家組織再建後はいつまで診察を受けたほうがよいですか？

A 自家組織再建の場合、術後1年以上経過し、再建乳房の形態やキズあとが安定すれば、いったん診察を終了してもかまいません。乳輪や乳頭の作成を予定している場合は、通院が必要です。

解 説 術後1年以降も、経過に不安がある場合などは乳腺外科の受診に合わせて形成外科を1年に1回程度受診することも可能です。乳輪や乳頭の作成を予定している場合は通院が必要となります。

　また、自家組織再建で作成した乳房は体重増減の変化にともない、移植した皮弁のボリュームも増減します。長期経過で左右差が生じ、修正を希望される場合は形成外科を受診してください。

　乳房再建をした場合に限ったことではありませんが、乳がんの手術後に乳房、わき、腕の内側に痛みやしびれが長引くことがあります。日常生活に差し支えるようであれば、ペインクリニックなどで相談してもよいかもしれません。

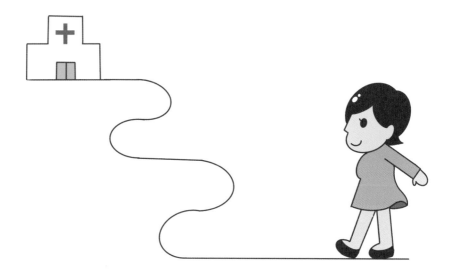

5章

脂肪注入

脂肪注入

解説

脂肪注入とはどのような治療か

脂肪注入とは、脂肪吸引という方法で採取した脂肪の粒を、皮下組織や筋肉などの組織に注射器で注入する方法です。脂肪吸引、注入ともに小さいキズあとで施術することができ、手術侵襲が比較的少なくすみます。乳房部分切除術後や他の方法による再建後の修正に用いたり、乳房全切除術後の全乳房再建にも用いることができます（☞ PQ46 参照）。ただし、乳房の大きさや形、乳がん術後の状態によって、きれいに左右差なく乳房を再建することや修正することが難しいケースもあります。

脂肪注入は自家組織再建とは異なり、生きた脂肪の粒を血流のない状況で移植します。脂肪の生着メカニズムはいくつかの説があり、移植した脂肪細胞の一部が早期は周囲から栄養をもらい、次第に血管とつながることで生存・生着する説、注入した脂肪細胞がいったんはなくなりますが、生き残った脂肪由来幹細胞から脂肪細胞がつくられる説、もしくはその両方が起こる説が考えられています。いずれにしても注入した脂肪がすべて生着するわけではありません。また、一度に多くの脂肪を注入しすぎると、体内へ吸収される量も増えてしまいます。適切な注入量を見きわめ、少しずつ生着させるため、複数回の手術が必要になることがあります。複数回繰り返す場合は、半年以上の期間を空けて次の手術を行います。脂肪の生着率を良くするために、術前後に体外式乳房拡張器を装着することもあります。

2024 年現在は、乳がん術後に対する脂肪注入は保険適用外であり、手術可能な施設は限定されています。

脂肪吸引・脂肪の精製・脂肪注入

通常は、全身麻酔や静脈麻酔、局所麻酔下で行います。

脂肪吸引は、鼠径部、へそ周囲、大腿部と殿部の境目、腰部正中（中央）などの目立たない部分を数 mm 切開し、腹部や大腿部、腰部の脂肪を吸引します。出血予防や痛み止めのために、吸引する部位に希釈した止血剤や麻酔薬を注入します。電動もしくは手動式脂肪吸引器を用いて脂肪吸引を行います 図1 図2。

吸引後の脂肪は、血液、油滴、吸引時に使用した麻酔薬などを除去するため、静置、洗浄、ろ過、遠心分離などの工程で処理を行います。

脂肪の注入は、乳がん手術のキズあとや、乳輪縁、乳房下溝線（アンダーライン）上などの、キズあとが目立ちにくい部位に針穴を開けて行います。皮下組織、筋肉内や皮弁内に、方向や深さを少しずつ変えながら細い線状になるように脂肪を注入

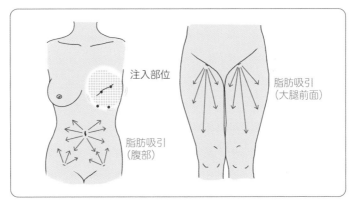

図1 脂肪注入部、吸引部（腹部、大腿前面）
——→：脂肪吸引の範囲、-：脂肪吸引用の小切開、●：脂肪注入用の針穴

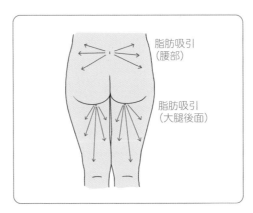

図2 脂肪吸引部（腰部、大腿後面）
——→：脂肪吸引の範囲、-：脂肪吸引用の小切開

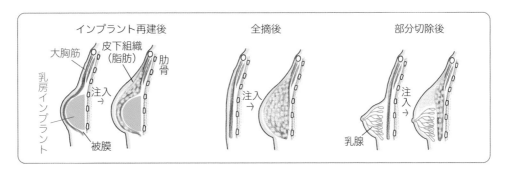

図3 脂肪注入部位（断面）

します。乳房部分切除術後の残った乳腺内や乳房インプラント内には注入しません **図3**。

　乳がん術後のキズあとなど、皮膚が硬く伸びが悪い部分は、脂肪注入手術の際に、皮膚や皮下にたくさんの針穴を開けて、皮膚の伸びを良くすることがあります。

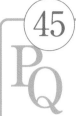

PQ 45 脂肪注入のメリットやデメリットについて教えてください。

CQ28

A キズあとが小さくてすみ、手術時間も短く、比較的体への負担が少なく再建できることがメリットです。一方、移植した脂肪のすべてが生着するわけではないため、複数回の手術が必要なることも多く、乳がん術後の状態によっては、脂肪注入のみで再建するのが難しいこともあります。

解説

 メリット

　メリットは小さいキズあとで、短い手術時間で脂肪を移植できることです。以前は、乳房全切除術後の再建の手段は、自家組織や乳房インプラントによる再建法だけでした。また、乳房部分切除術後や、他の方法による再建術後にできたへこみや段差、インプラント再建特有の症状であるリップリング（波打ったような変形）を修正する有効な方法がありませんでした。脂肪注入技術の開発や発展により、これらを侵襲が少なく治療することができるようになりました。腹部や大腿部、腰部など、脂肪が余っている部分から脂肪を吸引して注入することができるのもメリットです。

デメリット

　注入した脂肪のすべてが生着するわけではなく、注入量のおよそ30〜50％程度が生着しますが、脂肪の生着率には個人差があります。また、1回の手術で注入できる脂肪の量は、注入部位の組織の状態（癒着や線維化の有無）によって異なり、1回の注入量が多すぎるとかえって脂肪の生着率が低下します。再建したい部位のへこみの程度にもよりますが、脂肪注入は複数回の手術を行うことも多く、完成まで時間がかかります。脂肪注入単独で乳房を再建することも可能ですが、難しい場合もあり（☞PQ46参照）、他の再建手術（インプラント再建、自家組織再建）と併用して行うこともあります。生着しなかった脂肪の多くは体内に吸収されますが、時にはオイルシスト（囊胞）となり液状化したり、時に硬いしこりや石灰化として残り、乳がんと鑑別するための検査が必要となることがあります。脂肪吸引部（ドナーサイト）は、自家組織再建と比較するとキズあとが少なく犠牲は小さくてすみますが、吸引した部位の凹凸や皮膚のたるみ、知覚の異常が出ることがあります。これらの症状は、自然に消失していくことが多いですが、残存する場合は治療が必要となることがあります。また、脂肪注入は現在保険適用外の治療であり、手術可能な医療施設は限られています。

コラム

脂肪組織由来幹細胞

　脂肪組織の中に存在する脂肪由来幹細胞は、①血管を新しくつくる、②脂肪細胞に分化する、③幹細胞自体を複製する、などの働きがあり、体内に注入した脂肪の生着に有利に働きます。

　乳房再建では、脂肪の生着率を高めることなどを目的に、脂肪由来幹細胞を吸引した脂肪に混ぜ、乳房の皮下組織や大胸筋内に注入する治療も行われています。脂肪由来幹細胞は、吸引した脂肪内にも含まれていますが、ブロックで切除した脂肪と比較すると含まれる数が少なくなります。抽出・培養した脂肪由来幹細胞を付加し、通常の吸引した脂肪よりも幹細胞の濃度が高い脂肪を注入することで、脂肪の生着率の向上や、放射線治療後の組織障害の改善が期待できるのです。

　この治療は、再生医療等安全性確保法のもと行われる治療法で、幹細胞の抽出や培養には、特殊な機械や業務委託等が必要なため、国内でも特定の施設でのみ実施されています。

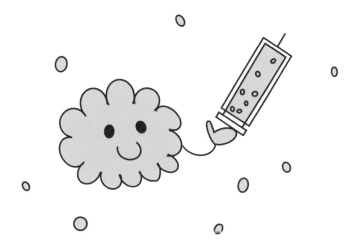

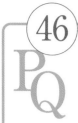

PQ 46

脂肪注入はどのような患者さんが適応になりますか？

CQ28

☞

A 脂肪注入は自家組織再建やインプラント再建後の乳房形態の修正や、部分切除術後の変形の修正に使用できます。また条件が揃えば、乳房全切除術後の全乳房再建にも適応できます。

解説

○ 体型や乳がん治療歴による適応

　適応条件として、まず脂肪注入するために、吸引可能な皮下脂肪が十分量あることが前提となります。治療を完了するまでに複数回の脂肪吸引と注入を行うことが多いため、特にやせ型の患者さんでは必要な脂肪量が確保できるか評価してから治療を開始することが重要です。脂肪吸引部位としてよく用いられるのは腹部や大腿部、腰部です。患者さんの希望に応じて吸引部位を決定します。

　また、乳がんの局所再発や遠隔転移がないことや術後の化学療法や放射線治療が終了していること、基礎疾患や既往歴がある場合にはそれらの疾患が良好に管理されていることも重要な適応条件です。放射線治療を行った場合には、治療終了後からおよそ半年〜1年以上の期間を空けてから施術を行います。術後ホルモン療法中の場合は、手術の前後で内服の中断を要することがありますが、長期にわたる中断は不要です。

○ 再建術後や部分切除術後の修正としての適応 図1

　自家組織やインプラントによる再建後の修正方法として、脂肪注入はよい適応です。自家組織再建においては、乳房の部分的なへこみや全体のボリューム不足の改

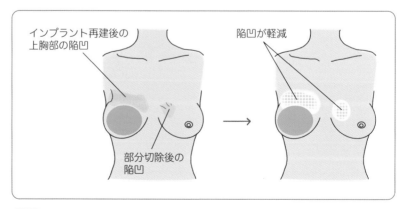

図1 再建術後や部分切除後の脂肪注入による修正

善目的によく用いられます。腹部や大腿部、腰部の他にも、再建乳房内のボリュームが多い部位から脂肪吸引し、ボリュームが不足している部位に注入することも可能です。インプラント再建では上胸部のへこみや段差、リップリング（波打ったような変形）を生じることがあり、これらの変形に対して脂肪注入による修正術は適しています。インプラント再建に脂肪注入を併用したハイブリッドな再建方法で、なだらかな形状とやわらかな質感を目指すことが可能です。なお、自家組織に対して注入をする場合は、皮下組織や皮弁内、筋肉内など、血流の豊富な組織に多層に分けて注入することができるので、インプラント再建に対する注入よりも脂肪が生着しやすい傾向にあります。

　乳房部分切除術後の陥凹（へこみ）や変形に対しても脂肪注入による修正術は適応となります。しかし、部分切除の場合は温存乳房に対する術後放射線治療を受けている場合が多いため、一般に生着率は低い傾向にあり、比較的小さな陥凹や軽度の変形であっても、通常の修正よりも多くの治療回数を要したり、最終的に満足のいく結果が得られない場合もあります。そのため、術後の脂肪注入による修正を前提とした乳房部分切除術は勧められていません。

🔍 全乳房再建の適応 図2

　乳房全切除術後であっても術後の胸の状態によっては、脂肪注入による全乳房再建も可能となります。具体的には、全切除術後の胸の皮膚の不足や皮下の瘢痕が少なく、皮下脂肪が厚めに残っている場合です。乳がん手術と同時にエキスパンダーを挿入し、脂肪注入とエキスパンダーの縮小を繰り返し、最終的にエキスパンダーを抜去して注入した脂肪だけで乳房を再建します。比較的小さめの乳房であれば、エキスパンダーを用いず脂肪注入のみで再建できる場合もあります。

　脂肪注入による修正術や再建術を考える場合、患者さんの乳がんの術式や再建方法によって術後の条件がそれぞれ異なるため、経験豊富な医師との十分な検討が重要です。

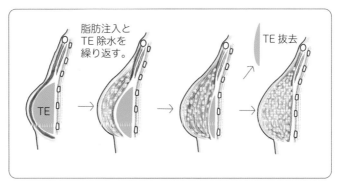

図2 乳房全切除術後の全乳房再建（エキスパンダー併用例）
TE：エキスパンダー

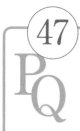

PQ 47 脂肪注入の術後はどのような点に注意したらよいですか？

CQ28

A 脂肪注入の術後は、注入した患部は安静を保ち、圧迫を避けます。また、吸引した部位は出血やむくみ予防のために圧迫します。

解説

脂肪注入部の安静期間に注意すること

　乳房に脂肪注入を行った後は、脂肪の生着を図るために、乳房への圧迫を避け、安静を保つことが何よりも大切です。脂肪が生着するまでは術後約1〜3ヶ月かかります。その期間に、注入した部位を圧迫したり、大胸筋を大きく動かすと、生着が悪くなる可能性があります。特に術後1ヶ月程度は、うつぶせ寝やマッサージを避ける、注入側の肩関節の運動や、重い物を持つ行為を制限するとよいでしょう。

　下着に関しては、1ヶ月程度は、胸帯や、スポーツブラジャーなどのワイヤーなしのものを着用し、過度な圧迫を避けるようにしましょう。ワイヤー入りなどの矯正力が強い下着を装着する時期は、再建担当医と相談してください。

　子供とのスキンシップは避ける必要はありませんが、1ヶ月程度は、できる範囲内で強い衝撃は避けましょう。

脂肪吸引部の術後経過で注意すること

　腹部や大腿部など脂肪吸引部の術後は、多くの場合、皮下出血斑（内出血）、むくみ、痛みが出ます。急性期の出血や血腫を予防するために、腹帯、包帯、ガードル、脂肪吸引用下着などで1週間は必ず圧迫しましょう。痛みやむくみを軽減するために、それらの圧迫を数週間継続してもよいでしょう。皮下出血斑、むくみ、痛みは徐々に落ち着きます。術後の痛みの感じ方は患者さんにより様々ですが、徐々に痛みは引いてきます。無理のない範囲で日常生活を送り、運動については再建担当医と相談してください。仕事の内容にもよりますが、数日〜1週間程度お休みすることをお勧めしています。

　脂肪吸引部における合併症として、吸引部に知覚の異常や陥凹変形が生じる可能性があります。術後数ヶ月の経過で改善することが多いですが、それでも症状が残る場合は、担当医に相談しましょう。

6章

乳頭乳輪再建

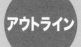
解説　　乳頭乳輪再建

　乳頭乳輪は乳房の印象を決める大事な要素です。乳頭は乳首のことで、乳輪はその周囲の色づいた部分です。乳がん手術で乳頭乳輪を失った場合でも、乳頭乳輪の再建が可能です。再建手術は通常、局所麻酔での外来日帰り手術で行いますが、医療施設によって異なり、複数回手術が必要なこともあります。乳頭乳輪再建することで乳房らしさをとり戻し、見た目の満足度が上がります。

乳頭乳輪再建を行う時期・適応・種類

　乳頭乳輪再建を行う場合は、再建した乳房の腫れが治まり、ふくらみが安定してから行うことが望ましく、乳房再建手術から約6ヶ月以降に計画します。乳頭乳輪には様々な形、大きさがあり　図1 、片側の再建は切除していない側（健側）の乳頭乳輪の形や大きさによって方法を検討します。両側の再建は患者さんの希望や手術した乳房のキズの位置や皮膚の状態によって、最適な方法を選択します。

　乳頭をつくる方法には、健側乳頭の一部を切り採って、乳頭切除した側（患側）に縫い付ける乳頭移植術と、皮膚・皮下組織を切開し立体的に縫い合わせる局所皮弁術があり、局所皮弁術の際に肋軟骨など硬い組織を乳頭の芯として埋め込み潰れにくくする方法もあります。医療用タトゥー（医療施設で行う入れ墨・刺青・アートメイク）で立体的な乳頭があるように描く方法（3Dタトゥー）もあります。乳輪をつくる方法には、他の部位から採取した皮膚を移植する植皮術と、医療用タトゥーで描く方法があります。植皮術のうち、健側乳輪の一部を切り採って患側に縫い付ける方法は、健側の乳輪にキズあとができ、脚の付け根（鼠径部・大腿内側・陰部）など色が濃いところから植皮する方法もありますが、皮膚を採ったところにキズあとができます。タトゥーは、乳輪のまだらな輪郭を自然に描けるメリットがありますが、時間が経つにつれて色が薄くなります。これらの方法を組み合わせて

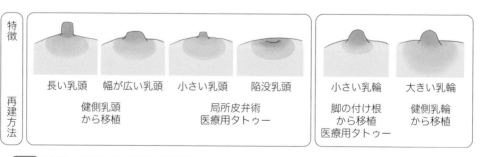

特徴						
	長い乳頭	幅が広い乳頭	小さい乳頭	陥没乳頭	小さい乳輪	大きい乳輪
再建方法	健側乳頭から移植		局所皮弁術医療用タトゥー		脚の付け根から移植医療用タトゥー	健側乳輪から移植

図1　乳頭・乳輪のサイズや形の違い

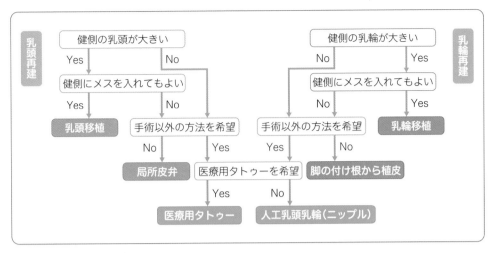

図2 代表的な乳頭乳輪再建のフローチャート

乳頭乳輪再建を計画します **図2**。組み合わせる際、様々な術式がありますが、乳頭や乳輪の移植・局所皮弁・医療用タトゥーの順に、身体への負担が軽くなります。元の乳頭乳輪の形が変わってもよいか、手術自体の負担や術後の制限も加味して検討しましょう。そのほか、手術するのではなく、人工の乳頭乳輪（☞ P.124 参照）を必要時だけ貼り付けるのも選択肢の一つです。

乳頭乳輪再建手術の実際と術後管理

（1）手術の実際

手術の前に、立った状態で新たな乳頭乳輪の位置を決めます。再建乳房の形や健側の乳房の形によって調整します。手術は局所麻酔の注射を用いるので痛みを抑えて行います。痛みを感じる時間はわずかです。

（2）術後管理

乳頭移植や乳輪への植皮術後は、移植した乳頭や皮膚が生着するまでの約1〜2週間は圧迫固定をすることがとても重要です。創部のガーゼがずれたり、濡れたりしないように、運動や入浴を控えていただきます。乳頭を切り採った後のキズあとは目立ちにくく、痛みは数日で改善します。健側乳頭の感覚も一時的に鈍くなりますが、6ヶ月後には回復していることが多いです。

乳頭を局所皮弁術でつくったあとは徐々に高さが低くなるので、乳頭保護器を装着し、ブラジャーなどの圧迫で再建乳頭がつぶれないようにします。保護器はできるだけ長い期間（3ヶ月〜1年）使用します。健側乳輪の一部を移植のために切り採るとキズができ、乳輪は小さくなります。経過とともに健側の乳輪とキズあとは引き伸ばされ、乳輪が拡大します（☞ PQ50 図3 参照）。下着で乳房を支え、テープ固定などのケアを行います。脚の付け根から皮膚を採ると新たにキズができますが、目立ちにくい場所です（☞ PQ49 図3 参照）。医療用タトゥーは時間経過で色調が変わるので、後から追加修正が必要になります。

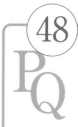

PQ 48

乳頭乳輪再建はいつからできますか？
どのような患者さんに向いていますか？

CQ29

A 乳頭乳輪再建は、乳房のふくらみの再建が完了してから行います。腫れが落ち着く時期（3～6ヶ月）を待ってから再建することが多いですが、数年経過してからでも再建は可能です。どなたでも乳頭乳輪を再建することができますが、再建乳房の皮膚の状態と、健側乳頭乳輪の大きさや形によって、患者さんに向いている再建方法が決まってきます。

解説

乳頭再建が行えるのは3～6ヶ月以降

　再建された乳房は、術後に腫れを伴い、自家組織再建のほうがインプラント再建よりも落ち着くまでに時間がかかります。乳房の形・サイズは、腫れが引くにつれて変化します。つまり、乳房再建術直後に適切と思われた乳頭乳輪の位置と、術後しばらくたって適切と思われる乳頭乳輪の位置には、ずれが生じます　図1 。

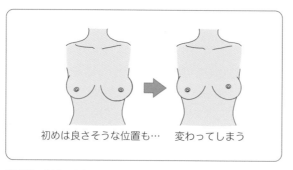

初めは良さそうな位置も…　変わってしまう

図1 乳房の腫れによって適切な乳頭乳輪位置は変わる

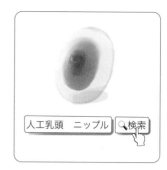

人工乳頭　ニップル　検索

図2 人工乳頭乳輪

　したがって、乳房の腫れが落ち着いたと判断されるインプラント再建後3～6ヶ月以降、自家組織再建後6ヶ月以降が、乳頭乳輪再建を開始する一つの目安です。乳房再建と同時に乳頭の再建を行うことも可能ですが、整容性を第一に考えるのであれば上記の理由よりお勧めできません。

自分にとって乳頭乳輪再建が必要かを考える

　乳房のふくらみの再建とは異なり、乳頭乳輪を再建しても服の上からは大きな変化はありません。しかし、乳頭乳輪を再建することで満足度が上がるという報告もあります。年に数回温泉に行く程度なら人工乳頭乳輪　図2　で十分、という考え方もあり、自分のライフスタイルと照らし合わせてみましょう。

乳房の状態・体質によって向き、不向きがある

乳頭乳輪再建はどなたでも可能ですが、再建乳房の状態や健側乳房、体質（金属アレルギー、ケロイド体質などの有無）により、術式を検討する必要があります。

再建乳房の皮膚の薄さや放射線照射歴、キズの位置などは乳頭乳輪再建のリスク要因となります。

乳頭を局所皮弁（☞P.122 アウトライン参照）で再建する場合、皮弁周囲の一部を除き切り離すため、皮膚が極度に薄い場合（血流が乏しい）や事前に放射線治療をされた場合（血流が乏しくなる、創治癒（そうちゆ）が衰える）は、慎重な検討が必要です。乳頭の皮弁に軟骨などの芯材を埋め込む場合は、皮膚が薄いと芯材が露出してしまうリスクがあるため、皮膚が厚く脂肪が残っている方に向いています。乳がん術後のキズあとに乳頭乳輪の再建位置が一致する場合は、キズあとで血流が遮断されるので、皮弁の配置にも工夫が必要となり、再建方法も変わる可能性があります 図3 。乳頭乳輪移植においても血流の乏しい乳房では生着が難しいことがあります。血流が悪い皮弁や移植組織は壊死してしまいますので、再建の担当医とよく相談してください。

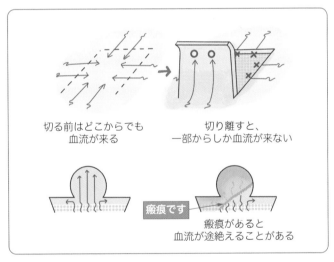

切る前はどこからでも
血流が来る

切り離すと、
一部からしか血流が来ない

瘢痕です

瘢痕があると
血流が途絶えることがある

図3 皮弁の血流イメージ

健側では、陥没乳頭や平坦な乳頭は乳頭移植が困難なため、移植の際に乳頭を突出させる陥没乳頭手術を併用するか、移植以外の再建方法を選択します。授乳を希望される場合も移植は不可能ではありませんが、お勧めしません。

医療用タトゥー（医療施設で行う入れ墨・刺青・アートメイク）では、きわめてまれにアレルギーの報告があります。色やメーカーで異なりますが、インクの成分には金属（おもに酸化鉄、二酸化チタン、酸化クロム）や有機物（おもにアゾ顔料、多環芳香族炭化元素）が用いられます。アレルギーの大半は有機物が原因といわれていますが、金属アレルギーが不安な場合も、再建の担当医に相談してください。

また、タトゥー後の MRI の安全性はまだ確立されていません。インクの金属と MRI の磁場が反応し、やけどが心配される説もありますが、実験レベルではタトゥー部の温度上昇はごくわずかです。MRI を撮影する場合には、再建の担当医（タトゥー施術者）や放射線科医師、あるいは診療放射線技師（できれば磁気共鳴専門技術者）に確認してください。現状では、上記リスクを納得いただき、慎重に撮影することが多いようです。なお、医師・看護師が施術する医療用タトゥーに対し、非医療者が染色する刺青・ファッションタトゥーもあり、インクの成分も不明確なため、ご注意ください。

memo

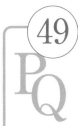

乳頭乳輪の再建方法と適応、メリット・デメリットについて教えてください。

CQ29

A 乳頭の再建方法には、健側乳頭の移植と局所皮弁があります。乳輪の再建方法には、健側乳輪の移植や脚の付け根からの植皮があります。手術以外の方法としては、医療用タトゥー（医療施設で行う入れ墨・刺青・アートメイク）による染色や人工乳頭乳輪を貼る方法もあります。患者さんのご希望や、再建乳房と健側乳頭乳輪の状態を加味し、これらの方法を組み合わせて再建します。

解説　乳頭乳輪の再建方法には様々な方法があり、患者さんの希望や乳房の状態によりこれらを組み合わせて再建をします（☞本章アウトライン図2参照）。

乳頭の再建方法

（1）健側からの乳頭移植（複合組織移植術）図1

　健側乳頭の約半分を切り採り患側に縫い付けます。適応となる健側乳頭の大きさに基準はなく、再建する乳頭は健側の約半分のサイズになります。採ったあとの健側乳頭の形は整えられ、キズあとは目立ちません。メリットは左右対称に近い見た目になること、再建の高さが保たれやすいこと、乳頭が大きな方は縮小効果が得られることです。デメリットは健側乳頭の感覚が鈍くなること、授乳が困難になる可能性があることです。

（2）局所皮弁

　両側の乳頭を切除された場合や健側乳頭が小さい場合、健側乳頭にメスを入れたくない場合（授乳希望など）に向いている方法です。乳頭作成位置の皮膚を切開し立ち上げ、立体的に縫い合わせて乳頭の高まりをつくります 図2。色は植皮や医療用タトゥーで付けます。この乳頭は時間経過で高さが低くなるため、軟骨や人工骨などを芯材として埋め込みつぶれにくくする方法もありますが、皮膚を破って芯が露出する危険性があります。

乳輪の再建方法

（1）健側からの乳輪移植

　健側乳輪が大きめ（乳輪の幅（半径）が15mm以上が目安）の方に向いていますが、それより小さくても移植は可能です。健側乳輪の外周をドーナツ状に切り採り、患側乳頭の周りに縫い付けて移植します 図1。術後は1〜2週間の圧迫固定

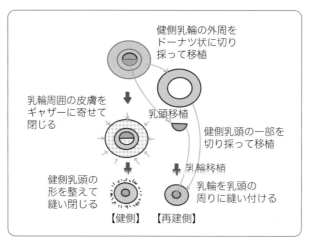

健側乳輪の外周を
ドーナツ状に切り
採って移植

乳輪周囲の皮膚を
ギャザーに寄せて
閉じる

乳頭移植

健側乳頭の一部を
切り採って移植

乳輪移植

健側乳頭の
形を整えて
縫い閉じる

乳輪を乳頭の
周りに縫い付ける

【健側】　【再建側】

図1 健側からの乳輪乳頭移植

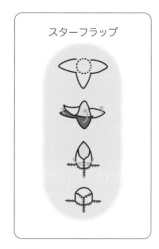

スターフラップ

図2 局所皮弁

が必要です。メリットは色や質感が左右対称に見え、乳輪の縮小効果もあることです。デメリットは健側乳輪の外周にもキズあとが付き、輪郭が鮮明になることです（☞ PQ50 図 2 参照）。

（2）脚の付け根（鼠径部・大腿内側・陰部）からの植皮

　健側の乳輪に採取する大きさがない場合は、健側乳輪の色調に合う脚の付け根の皮膚を切り採り植皮します。植皮後は 1 〜 2 週間の圧迫固定が必要です。色調や質感が健側と多少違うと思いますが、採皮部のキズは目立ちにくいです 図3 。

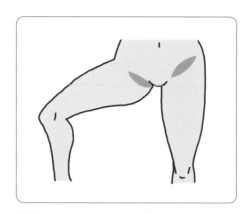

図3 脚の付け根からの植皮

🔍 人工物を用いた方法

（1）医療用タトゥー（※保険適用外）

　医療用の色素（タトゥーインク）を用いた色の再建方法です。医療用タトゥーだけであたかも立体的な乳頭があるように描く方法もあります（3D タトゥー）。色を調整し、乳輪の輪郭をぼかして描くことができ、体のほかの部分にキズを付けることがなく簡便で低侵襲な再建方法です。ただし、時間経過で徐々に退色するので

再染色が必要になります。また色素の成分に対してアレルギーがある方には不向きです。染色後の MRI 検査についての安全性は確立されておらず注意が必要です。

（2）シリコン製の人工乳頭乳輪（※保険適用外）

　乳房の表面に医療用ボンドで貼り付けるシリコン製の人工乳頭（エピテーゼ：人工医療用具）が各社から販売されています（☞ PQ48 図 2 参照）。体にキズを付けずに、手術直後から装着できるので便利ですが、毎日の付け外しや、長時間装着する場合にかぶれることがあります。

表1　様々な乳頭・乳輪の再建方法とそのメリット・デメリット

部位	手術				人工物	
	乳頭		乳輪		乳頭乳輪	
方法	健側からの乳頭移植	局所皮弁	健側からの乳輪移植	脚の付け根からの植皮	医療用タトゥー	人工乳頭
メリット	・左右対称に近い ・健側乳頭の縮小効果 ・高さが保たれやすい	・健側乳頭にキズを付けない	・左右対称に近い ・健側乳輪の縮小効果	・色や質感が似る ・健側乳輪にキズを付けない	・体のほかの部分にキズを付けない ・色調や輪郭をぼかして描ける	・体にキズを付けない ・手術直後から装着可能
デメリット	・健側乳頭が小さくなる ・健側乳頭の感覚低下 ・授乳困難となる可能性がある	・単独では色が付かない ・時間の経過でつぶれてくることがある	・健側乳輪にキズあとが付く	・皮膚採取部にキズあとが付く ・色や質感が健側と違う	・保険適用外 ・時間経過で退色するため再染色が必要 ・色素の成分にアレルギーがある人は不向き ・MRI 検査は注意が必要	・保険適用外 ・毎日の付け外しが必要 ・貼付部のかぶれ

memo

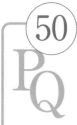

Q 50 乳頭乳輪再建の術後について教えてください。

CQ29

A 術後は適度な安静が必要ですが、いずれも術後日常生活は送れます。健側乳頭や乳輪、脚の付け根（鼠径部・大腿内側・陰部）のドナーのキズは目立ちにくく感覚はほぼ戻ります。局所皮弁の乳頭は高さが低くなるため保護器を用います。医療用タトゥー（医療施設で行う入れ墨・刺青・アートメイク）は色が薄くなりますが再染色で保てます。

解 説

 ◯ 術直後の安静度：日常生活は送れますが安静に

　最も安静を要するのは移植術です。乳頭や、乳輪として使用する健側乳輪や脚の付け根の皮膚は約1〜2週間かけて体に生着するためです。その間、移植した乳頭や乳輪の部位は安静にし、医師から指示があるまでガーゼやテープを剥がさないようにします。積極的な運動や入浴は避け、ガーゼが濡れないようにシャワー浴をします。再建部を冷やすことも避けます。

　局所皮弁の場合、安静を保つうえで大切なことは、乳頭の圧迫を避けることです。再建の担当医の許可が出るまできついブラジャーは避けてください。

　医療用タトゥーは最も安静期間が短く、数日で止血したのち制限はありません。

◯ 乳頭移植：健側の乳頭の感覚・機能・形・授乳

　移植した乳頭は、中に乳管を含むためつぶれにくいものの、高さは術後6ヶ月頃までは低くなります。乳頭保護器による保護を推奨する施設もあります **図1** 。

　残った健側乳頭の感覚は一時的に鈍くなりますが、術後6ヶ月頃までに回復します。大きさは元の乳頭の半分ほどになり、キズは目立ちにくいです。乳管を一部温存して乳頭を採れば授乳も可能です。乳頭が小さめの方は赤ちゃんが吸い付きにくくなる場合がありますので、再建の担当医と相談してください。これから出産・授乳を考える方は、局所皮弁を推奨するという考え方もあります。

◯ 局所皮弁：つぶさないための予防方法と保護期間

　局所皮弁の乳頭は、再建した乳房のやわらかい皮膚を丸めてつくるため徐々に低くなります。ブラジャーなどの押し付けられる力に弱いため、つぶれないように乳頭保護器を付けます **図1** 。高さの変化は、術後1年で手術直後の約1/2〜1/3、2年で約1/3〜1/5、3〜5年で一定になります。乳頭保護の推奨期間は、3ヶ月から1年程度です。

植皮：ドナー（健側乳輪・脚の付け根）の形

　健側乳輪を使う場合、乳輪の外周を採って縫うため、術直後は乳輪の外側に巾着のように小さなしわができ、キズが閉鎖され乳輪は小さくなります 図2。キズが白く見える場合や、赤いキズ（肥厚性瘢痕）になる場合があります。これらはいずれも年々改善します。脚の付け根はキズが隠れ、また部位的にも目立ちにくいです（☞ PQ49 図 3 参照）。

医療用タトゥー：再染色の時期

　乳頭や乳輪へ染色後、約 1 ヶ月でかさぶたが剥がれ、色が定着します。その後は徐々に色が退色し、1 年ほどで落ち着きます 図3。完全に色がなくなることはまれですが、色をきれいに保つためには数年ごとの再染色が必要です。他の部位にキズをつけずに短時間で色の再建ができる方法であり、満足度が高いと報告されています。

合併症と修正

　再建乳頭乳輪に血流不全や感染の合併症が起こると組織が壊死します。壊死範囲が広い時は再手術を要します。再建した乳頭乳輪の位置のずれ・つぶれ・色抜け等は修正可能です。位置のずれは手術で戻せます。乳頭のつぶれは乳頭移植後であれば乳頭の基部を引き締める手術や再移植を、局所皮弁後であれば皮弁の組み立て方を工夫した手術などで高さを出すことができます。手術に抵抗がある場合は医療用タトゥーで立体的に見せます。色抜けは医療用タトゥーで補うか植皮を行うことで戻します。

満足度：乳頭乳輪を再建した人・していない人の比較

　乳頭乳輪再建は満足度を上げるという調査があります。形・サイズ・位置・外観・対称性への満足度は特に高く、色・高さ・感覚ではやや低くなります。

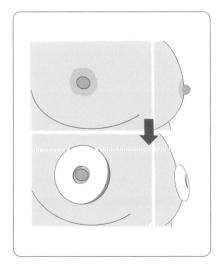

図1　乳頭保護器

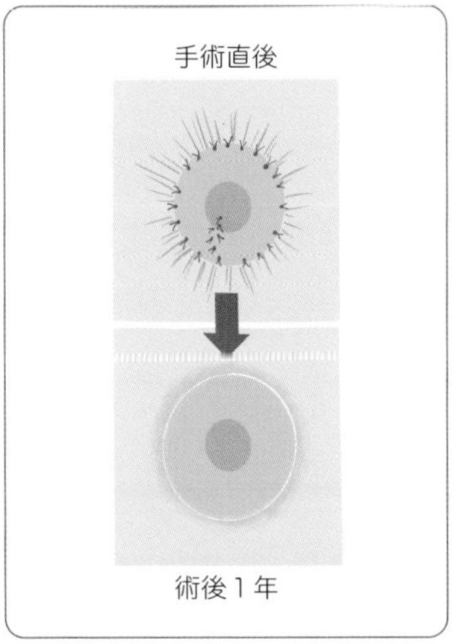

図2　健側乳輪

手術直後

術後 1 年

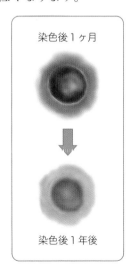

染色後 1 ヶ月

染色後 1 年後

図3　医療用タトゥー

乳房再建の費用

1. 乳房再建の手術費用（概算）

本ガイドブックで紹介した乳房再建や乳頭乳輪再建の方法には、健康保険適用のものと適用外のものが含まれています。具体的には、エキスパンダー挿入術、乳房インプラントによる再建、広背筋／腹直筋皮弁、腹部／大腿部／殿部の穿通枝皮弁による再建は保険適用となります。脂肪注入（幹細胞付加、培養脂肪幹細胞付加脂肪注入も含む）による乳房再建、健側乳房縮小術・固定術・増大術（豊胸術）、乳頭乳輪の医療用タトゥーは保険適用外となります。

次ページの表に、それぞれの手術のおよその費用を掲載しています 表1 。

2. 使うことのできる医療制度

乳房再建の手術で利用できる公的な医療制度には、高額療養費制度や医療費控除があります。その他、ご自身が加入している民間の医療保険の給付対象になる場合もありますので、詳しくはご自身が加入している保険会社へお問い合わせください。

① 高額療養費制度

高額療養費制度とは、医療費の支払った額がひと月で上限額を超えた場合に、超えた金額が支給され、自己負担が軽減される制度です。上限額は年齢や所得により異なります。健康保険が適用される診療・手術費用は、高額療養費制度の対象となります。

詳しくは、ご自身が加入している公的医療保険（健康保険組合、協会けんぽの都道府県支部、市町村国保、後期高齢者医療制度、共済組合）にお問い合わせください。

② 医療費控除

医療費控除とは、1年間にかかった医療費が一定額を超えた場合に、確定申告を行うことで受けられる所得控除制度（税金が軽減される制度）です。健康保険が適用となった費用だけではなく、ドラッグストアで購入した治療や療養に必要な医薬品の費用、自己負担で支払った費用も対象になることがあります。

詳しくは住所地管轄の税務署にお問い合わせください。

表1 乳がんや乳房再建の手術費用

〈2024 年度診療報酬改定（2024 年 6 月 1 日）に基づいた概算〉

		3 割負担の方が 支払うおよその費用
乳がん手術	乳腺悪性腫瘍切除 ＊切除方法や腋窩郭清の有無により費用が変わります	約 5 万〜 16 万円
	リスク低減乳房切除術 〈遺伝性乳がん卵巣がんの患者に対して行う場合〉	約 4 万 5 千円
乳房再建	組織拡張術 〈エキスパンダー挿入〉	約 5 万 5 千円
	ゲル充填人工乳房を用いた乳房再建術 〈インプラント再建〉	約 7 万 5 千円
	動脈（皮）弁および筋（皮）弁を用いた乳房再建術 〈広背筋皮弁・有茎腹直筋皮弁〉	一次再建：約 15 万円 二次再建：約 16 万円
	遊離皮弁術（顕微鏡下血管柄付きのもの） 〈腹部 / 大腿部 / 殿部の穿通枝皮弁・遊離腹直筋皮弁）〉	約 30 万円
	再建乳房乳頭形成術 〈乳頭再建〔局所皮弁・健側乳頭半切移植〕〉	約 2 万 5 千円
	全層植皮術 〈乳輪再建〉	約 3 万円
	脂肪注入による乳房再建 ＊幹細胞付加、培養脂肪幹細胞付加脂肪注入も含む	保険適用外
	健側乳房縮小術・固定術・増大術（豊胸術）	保険適用外
	乳頭乳輪の医療用タトゥー	保険適用外

＊負担割合は患者さんの年齢等により異なります。

＊上記手術費用に別途、入院費、麻酔の費用がかかります。

＊乳がん手術と同時に乳房再建を行う場合、合計の費用から安くなることがあります。また両側の場合、2 倍の費用から安くなることがあります。詳しくは各施設にお問い合わせください。

＊遺伝性乳がん卵巣がんの遺伝学的検査が保険適用となるには条件が必要です。

＊保険適用外の費用は自費になり、手術可能な施設も限定されております。各施設にお問い合わせください。

Q1 乳房再建の手術で感染が心配です。夏場の手術は避けたほうがよいでしょうか？

A1 季節による感染のリスク差はありません。体調を整えて手術に臨んでください。

....

Q2 「乳房部分切除術＋再建なし」、「乳房全切除術＋再建あり」はどちらがよいでしょうか？

A2 一般的に、部分切除術後の変形が強くなる場合、全切除術＋再建が勧められます。部分切除後の乳房の形態と大きさ、左右のバランスがどのようになるか、乳腺外科の担当医に確認しましょう（☞コラム OPBS 参照）。

....

Q3 乳房部分切除術後に再建をした場合、患側乳房から授乳はできますか？

A3 再建の有無に関わらず、部分切除術後に放射線治療を行った場合、患側乳房からは、乳汁はほとんど出ないことが知られています。

....

Q4 腹部皮弁で再建予定でしたが、HBOC（遺伝性乳がん卵巣がん）と診断されました。RRM（リスク低減乳房切除術）の時期はどうしたらよいでしょうか？

A4 腹部皮弁は 1 回しか再建に利用できません。両側の乳房を両側の腹部皮弁で再建したい場合は、RRM と両側乳房再建の時期について、乳腺および形成外科の担当医とご相談ください（☞ PQ4、45 参照）。

....

Q5 再建に関する情報が少なく、相談できる人も周りにいません。再建をしたい場合はどうすればよいでしょうか？

A5 日本形成外科学会や日本乳房オンコプラスティックサージャリー学会のホームページなどで、乳房再建の情報を掲載しています。ご確認のうえ、まずは乳腺外科の担当医に再建の希望をお伝えください。

....

Q6 再建の治療途中ですが、転院することはできますか？

A6 治療方針について他の形成外科医に相談したい場合、セカンドオピニオンを受けることが可能です。また転居に伴い転院する際は、医療施設により治療方針が異なる場合があります。紹介状を持参して転院先の施設で治療方針をご相談ください。

....

Q7 リンパ浮腫を発症しています。乳房再建は可能ですか？

A7 リンパ浮腫によって再建ができなくなることはありません。心配なことがあれば、形成外科の担当医に相談してください。

. . . .

Q8 エキスパンダーを挿入しましたが、左右差があり困っています。

A8 最終的な再建乳房の形態を良くするために、あえて大きく拡張するため左右差ができることもあります。気になる場合は、形成外科の担当医にご相談ください。

. . . .

Q9 エキスパンダー挿入後、同じところを切開して再建する場合でも、キズあとのケアをするほうがよいでしょうか？

A9 エキスパンダーは皮膚を拡張するため、キズに緊張がかかり、キズあとの幅が広くなりやすいです。次の手術で切除するキズあとの幅を小さくするために、テーピングするほうがよいでしょう（☞コラム「術後のキズあとケア」参照）。

. . . .

Q10 テーピング後のかぶれがひどいです。テーピングを継続したほうがよいでしょうか？

A10 そのまま継続すると色素沈着（茶色いあと）になる可能性もあります。いったんはテーピングをお休みして、かぶれの治療をしましょう。形成外科の担当医に相談してください（☞コラム「術後のキズあとケア」参照）。

. . . .

Q11 自家組織再建やインプラント再建手術と同時に乳頭乳輪を再建することはできますか？

A11 血流の問題で乳頭乳輪の血行が悪くなる可能性や、再建乳房の形態や大きさが落ち着く過程で、乳頭乳輪の位置が左右で違ってくる可能性があります。再建後の形態と大きさが落ち着いてから乳頭乳輪再建を行うほうがよいでしょう（☞PQ50参照）。

. . . .

Q12 乳頭乳輪温存乳房全切除術後に乳頭が壊死しました。乳頭を再建できますか？

A12 乳頭乳輪を切除した後と同じ方法で再建ができます。乳頭のキズが治り十分に時間が経過してから再建します。状況によっては乳輪も再建する必要があります。

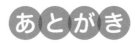

あとがき

―本ガイドブック作成委員会班長から患者さんに向けて―

奥村誠子

この本が、自分に合っている再建方法を選択する有力なツールとなり、再建した後に出てきた悩みの解決の糸口になるツールであってくれると嬉しいです。

川上沙織

倉田まりな先生と蜂巣雄介先生の協力の下、患者のみなさまに、わかりやすく親しみやすいイラストとなるよう努めました。自分らしい再建を選び取れますように。

小宮貴子

乳がんと診断された患者さんに、このガイドブックが最良の治療と再建のみちびきになれば幸いです。一人で迷わないで。私たちがいつでも力になります。

雑賀美帆

再建に対する不安もあるかもしれませんが、術後の生活を具体的にイメージすれば、備えることができます。この本がその一助となりますように。

庄司未樹

乳房再建は正解が一つではありません。たくさんある選択肢からご自身が納得できる決断をする手助けになるような本を目指しました。

素輪善弘

乳房再建をどうするかは多様な考えがあってよいでしょう。このガイドブックがあなたにとってベストな再建法を選ぶための力強い味方になれば幸いです。

棚倉健太

完璧で理想的な乳房再建ってまだこの世にありません。人生の節目節目でその時のベストを選べるようにお手伝いできる本になったらいいなと思います。

寺尾保信

みなさまが自分らしく笑顔で日常を過ごせるように、私たちは心と体をサポートいたします。あなたにとって最適な乳房再建を一緒に目指しましょう！

冨田興一

本ガイドブックを手に取られた患者さんがご自身に合った乳房再建を受けられ、そして手術後も自分らしい生活をお過ごしになることを期待しています。

武藤真由

乳房再建は必ず行わなくてはいけない治療ではありませんが、乳房再建がみなさまの希望となり、本書が再建方法を選択する手助けとなりますと幸いです。

矢野智之

外来でしばしば「乳房再建があるから乳がん治療を頑張れました」と聞くことがあります。本書が少しでも、みなさまの伴走者になれれば幸いです。

本ガイドブックに対するご意見やご感想はこちらへアクセスしてお寄せください. ☞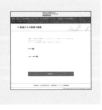

索　引

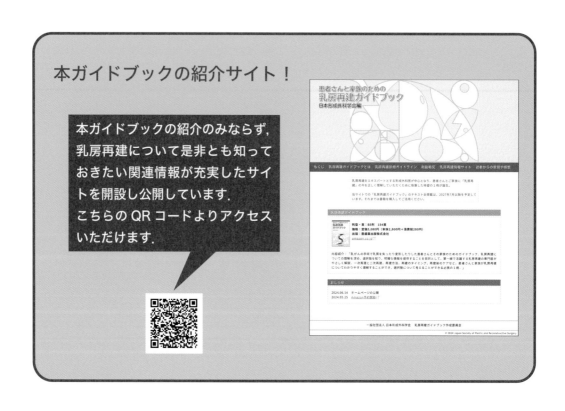

本ガイドブックの紹介サイト！

本ガイドブックの紹介のみならず，乳房再建について是非とも知っておきたい関連情報が充実したサイトを開設し公開しています．
こちらの QR コードよりアクセスいただけます．

**患者さんと家族のための
乳房再建ガイドブック**　　　　　　　　ISBN978-4-263-73223-6

2024年7月20日　第1版第1刷発行

編　集　一般社団法人
　　　　　日本形成外科学会

発行者　白　石　泰　夫

発行所　**医歯薬出版株式会社**

〒113-8612　東京都文京区本駒込1-7-10
TEL.　(03) 5395-7626(編集)・7616(販売)
FAX.　(03) 5395-7624(編集)・8563(販売)
https://www.ishiyaku.co.jp/
郵便振替番号 00190-5-13816

乱丁,落丁の際はお取り替えいたします　　　　　印刷・壮光舎印刷／製本・皆川製本